中国乡村医疗卫生制度变迁与演进逻辑

何 燕 著

中国农业出版社

北 京

前言
FOREWORD

本书由四篇组成，虽内容各自独立，但均围绕"乡村医疗卫生"这一主题展开。

第一篇 集中探讨了1949年以来新的国家政权对农村卫生事业的探索、思考与实践，并简要介绍了各时期农村卫生事业发展概况。中国在解决农村医疗卫生问题上走出了自己的独特道路，并在探索中确立了与社会主义理念相合的价值取向。

第二篇 以个案形式描述了国家政权主导的专业医疗体系进入乡村的过程。本篇以河北省昌黎县侯家营村所保留的大量文书档案为基础，详细记录了新中国成立以来该村的专业医疗卫生实践活动。

第三篇 以个案形式考察了华北乡村的民俗医疗系统，包括祛病防疾、保健养生方面的医药传统与卫生习俗。民俗医疗系统与官方倡导的专业医疗体系并存于同一时空，历经时间积淀之后仍在延存，并且发生相应变迁。

第四篇 为全书的研究启示，即关于乡村医疗卫生制度变迁的几点思考。

政府的制度设计与政策调整、乡村专业医疗体系的形成发展和固有医俗传统的延存变迁，共同见证着七十余年间国家与乡村所走过的寻医之路。国家对农村卫生事业的定位、引导与支援影响乃至决定着乡村的卫生实践，而乡村实践中产生的问题又反过来推动了上层决策的调整与变革；那些医疗民俗不仅表明了传统本身的绵延韧性，还隐含着农民对新中国成立以来政治、经济、社会与价值变迁的态度与策略，表达着民众的诉求和希望。

　　七十余年来中国在医疗卫生方面一直在探索适合自身发展的独特道路，并形成了卫生实践中的现代传统与中国模式，在市场化浪潮中如何构建更为良性的卫生体制成为对当代中国的一大考验。通过对新中国成立以来乡村医疗卫生道路的全面考察，本书认为，政府应发挥有效职责，坚持全民性、公益性与公平正义的价值取向，在反思和吸取以往价值理念与实践经验的基础上，探求一条既坚守社会主义理念，又符合当前发展的中国式医疗卫生道路。

目 录
CONTENTS

第二篇　何处寻医：乡村的医疗卫生探索与变革

第三篇　不曾遗忘的世界：乡村民俗医疗的延存与变迁

第四篇　关于乡村医疗卫生变迁的几点思考

导　论

生老病死，是人类必经的历程。为了保有一个健康的体魄、延缓衰老、延迟死亡，于是有了与疾病对抗的种种观念、知识、技术与相关保障制度。1949 年以后的中国乡村逐步接纳了由国家政权导入的新的专业医疗体系，同时，村落里有关卫生保健的传统习俗也依然存在并悄然变化。它们存在于同一时空，各自变迁并相互影响。本书所关注的正是新中国七十余年间乡村所走过的并非简单化的医疗卫生变迁之路。

第一节　选题意义

2009 年 4 月 6 日，中共中央、国务院发布了《关于深化医药卫生体制改革的意见》。经历了两轮医改后，新医改肯定了公共医疗卫生的公益性质和基本公共医疗卫生服务均等化的要求，提出要坚持预防为主、以农村为主、中西医并重、发挥民族医药作用的方针和继续开展爱国卫生运动、建立城市医院对口支援农村医疗卫生工作的制度，农村的医疗保障问题再次成为医药卫生体制改革的一个焦点。对比新医改与 30 多年前的农村医疗卫生事业，不难发现此次医改意见与 30 多年前新的国家政权对医疗卫生问题的认识有许多共通之处，最根本的都在于肯定了医疗卫生服务的公益性与公正性要求。因此，在这一时期，梳理考察新中国成立以来的七十余年间乡村走过的医疗变迁之路对于认识今天中国的医疗改革、对于比较中国乡村医疗的昨日之路与今日之路、对于归纳与思考医疗的公平性与公正性问题，无疑有着紧迫的现实意义与借鉴反思价值。

当然，对农村医疗问题的考察并不局限于为今日之卫生改革提供借鉴与反思。在中国现代化进程中农民始终是一个必须高度重视、认真对待的群体。2004—2007 年的五个中央 1 号文件连续锁定三农问题，其中的农村医疗保障越来越受到政府的关注与重视。求医治病是农民日常生活中最为关心的问题之一，对其解决效果不仅关系着农民的切身利益，而且直接影响中国的稳定与发展。合理有效地解决农民的医疗保障问题，是贯彻落实科学发展观、维护社会公平正义和社会和谐发展的重要举措。因此对农村医疗问题的探讨有着重要的实际意义。

本书的学术意义主要表现在三个方面：

其一，以往对中国乡村医疗问题的探讨多为对上层决策的宏观论述，缺少对乡村医疗具体过程的微观个案分析，将两者有机集合挖掘其内在联系的著述更是少之又少。实际上，在乡村医疗这一问题上，政府有关乡村医疗卫生思想的形成与发展与乡村的医疗实践是紧密结合、相互对应的。集体化时代乡村医疗取得的成就与这一时期中央的指导理念密不可分，这些理念包括一切从实际出发、服务底层大众、寻求自身独特的发展道路、追求社会公平正义等，而后集体化时代农民对医疗改革的日益不满在根本上又与这一指导理念的偏离有关。政府决策直接影响底层的医疗实践，底层医疗实践中产生的问题促使了政府决策的调整与变革。对这一双向过程进行深入分析恰恰可以反映出七十余年来在乡村医疗问题上中国的得与失、经验与教训，本研究正是基于这种思考的尝试。

其二，目前学术界对乡村医疗问题的研究多集中于对政府主导的专业医疗体系的探讨，但是对于民间久已形成且一直存在的与医疗相关的风俗传统却少有涉及。要想描述七十余年来中国乡村医疗变迁的真实图景，对乡村民俗医疗的探讨是必不可少的。祛病防疾、养生保健的医疗习俗是民众应对疾病的地方性知识和传统，它的存续反映了传统的韧性与顽强。民众的医疗保健观念与行为投射着地区社会群体的理念，并通过这种医疗体系反映他们的世界观和宗教观。而乡村民俗医疗的变迁发生在中国社会整体变迁的框架内，这一过程隐含着农民对新中国成立以来政治、经济、社会与价值变迁的态度与策略，表达着民众的诉求和希望。

乡村是一个民俗医疗和专业医疗共存的社会空间，国家政权与乡土农民都在探寻农村医疗卫生的良性道路。专业医疗实践是在国家政策主导下进行的，本地医疗习俗则是政策变动和社会转型形势下乡民应对现实状况的手段，它们从不同侧面反映着国家与乡村社会的互动、渗透甚至博弈。

研究乡村医疗问题，三者缺一不可。本书正是这样一种尝试，通过挖掘同时期政府对农村医疗卫生事业的探索、乡村的专业医疗实践和民俗医疗传统，力求展现出一幅全面的关于新中国成立以来乡村医疗卫生事业发展脉络的画面。从这一方面讲，本研究具有极大创新性与学术价值。

其三，对于乡村医疗的考察是基于文献资料与田野调查基础上的微观个案研究，这是本书的另一创新之处。关于新中国成立以来农村医疗问题的研究多胶着于对农村合作医疗的探讨，围绕这一问题出现了大量的学术成果，它们对今天的新型农村合作医疗制度的开展有着重要参考价值。但是系统地讲述乡村七十余年来医疗变迁之路的著述却鲜有出现。本书试图通过翔实的村史档案与多次的田野调查深描一个华北村庄（侯家营）七十多年来在医疗上的历史性变化，从新中国成立之初的自费医疗、公社时代的合作医疗、市场化改革后的自费医疗，再到现在实行不久的新型农村合作医疗。这是对新中国乡村医疗变迁的一项较为系统、完整的个案考察。

另外，乡村医疗的变迁之路在一定程度上反映着中国政治和经济体制的变迁过程，从医疗入手对新中国乡村社会的变迁进行反观与思考无疑是一个有价值的研究方法与视角。

选择农村医疗问题作为研究基点还与笔者来自农村的经历有关。笔者家乡是鲁中地区的一个普通村庄，改革开放让这个村庄发生了很大的变化，然而随之而来的还有贫富差距的扩大，越来越多的乡亲感受到了市场经济时代带给他们的压力。2007 年以来村里罹患癌症的人忽然增多，但是出于经济考虑真正接受治疗的却寥寥无几。笔者心痛于这样残酷却又无奈的事实。希望政府和学界能够更加关注农民这一群体，了解他们的生活，倾听他们的声音，理解他们的感受。

第二节　概念界定与研究对象

本书所使用的"医疗"是一个广义的概念，指的是人与疾病对抗的手段与方式，包括专业医疗与民俗医疗两大体系。

专业医疗体系是指在官方主导下建立的主流医疗体系，既包含西医又囊括中医，涉及预防与治疗两个方面。新中国开展的合作医疗、全民卫生、预防接种、卫生知识宣传及新型农村合作医疗、医疗救助等均属于专业医疗体系范畴。

学者们对民俗医疗有着不同的界定。龙开义认为，民俗医疗即是流行于主流医学以外，不被科学所承认证实的疗法，其中包括各国的传统医学与民俗疗法，如冥想、祷告、气功打坐、针灸、药草、饮食、芳香疗法、自然疗法、蜂针疗法、能量治疗等。① 台湾地区学者张珣对"民俗医疗"作了如下概念界定：它是指一个民族对付疾病的方法，尤其指其俗民大众所使用的自然的与非自然的、经验的、不成文的、当地教育孕育出来的医疗观念与行为。它是乡土的产物，是每个人基本的一套医疗知识，是一有疾病便首先采用的反应。② 简言之，民俗医疗乃指在中、西医两套系统以外，民众在与疾病抗争中累积而成的非专业性的医疗知识、经验与行为，是与乡土习俗、民间禁忌、民众信仰、民众经验等紧密相连而自成系统的独特的医疗体系。

简单来说，变迁是指情况的变化与转移。在本研究中乡村医疗卫生变迁包括三个大的方面：政府决策在乡村医疗卫生方面的走向和变迁、乡村专业医疗体系的变迁以及民俗医疗体系的变迁。对三方面各自变迁与相互影响情况的描述比较全面地反映了新中国乡村医疗变迁的整体画面。

本研究的地域主要集中在两个地区：冀东地区与鲁中地区。在这两个领域各抽取一个村庄进行个案研究，关注点都是村庄里的医疗卫生状况和村民的求医治病行为。以下是对两个村庄的简要介绍：

侯家营是河北省昌黎县泥井镇下辖的一个自然村兼行政村，位于昌黎县城与泥井镇之间，村西有抚（宁）昌（黎）公路穿过，交通便利，村民以种植业和养殖业为主。本书以侯家营村为个案，利用 20 世纪 40 年代的"满铁"③ 农村调查资料与新中国成立以来的侯家营文书，以该村七十余年来的医疗实践为切入点，探讨了高层医疗决策与底层医疗实

---

① 龙开义：《壮族的民间信仰与民俗医疗》，《青海民族研究》，2007 年第 2 期。
② 张珣：《疾病与文化：台湾民间医疗人类学研究论集》，台北：稻香出版社，1994 年，第 95 页。
③ 满铁一般指南满洲铁道株式会社，1906 年 11 月成立，1907 年 4 月正式开业，它表面上是铁路经营公司，实际上还是搜集中国经济、政治、军事等方面的情报机构。

践的互动与冲突。

鲁中地区的沙村位于泰山西麓素有"中国佛桃之乡"美誉的肥城市，村民多以种植桃树为业。南北有肥桃路，东西有泰（安）肥（城）公路贯通村庄，交通尤为便利。本书以沙村为个案，考察了七十余年来该村民俗医疗的延存与变迁状况，关注的重点是处于社会变革中的村民如何利用自身经验与文化来应对疾病风险与生存压力。

本书选取了 1949 年以来的七十余年作为研究时段。在实际论述中笔者会将论述的范围适当地前伸，以更好地探讨新中国成立前后乡村医疗变革和医药民俗变迁。

第三节　相关研究回顾

一、乡村医疗保障问题研究回顾

农村的医疗状况关乎农民的切身利益，是三农问题的一大要点，近年来此方面的研究专著不断涌现。宋士云的《中国农村社会保障制度结构与变迁（1949—2002）》一书把农村社会保障制度的变迁与我国经济体制、农村土地制度和农业生产经营方式的变革相联系，将新中国成立后农村的社会保障制度模式概括为家庭保障、集体保障和现代社会保障三个阶段。[①] 这种研究思路启发了笔者，本书不仅对新中国成立后乡村的医疗变迁做出了历时性分析，还尝试对中国现代化进程与农村医疗制度变迁做出共时性研究，实际上笔者对新中国成立后乡村医疗变迁的考察始终是在中国现代化进程的大背景中进行的。

张开宁主编的《从赤脚医生到乡村医生》通过走访几百位集体化时代的赤脚医生，展露了当年赤脚医生和后来的乡村医生的情况。[②] 书中虽有疏漏之处，但是对赤脚医生的访谈记录对笔者了解合作医疗与赤脚医生提供了很大的帮助，访谈记录方法也在笔者的田野调查中有所借鉴。

《再造"病人"——中西医冲突下的空间政治（1832—1985）》认为

---

① 宋士云：《中国农村社会保障制度结构与变迁（1949—2002）》，北京：人民出版社，2006 年。
② 张开宁等：《从赤脚医生到乡村医生》，昆明：云南人民出版社，2002 年。

国家政治事件与传统医疗体系并非决然对立的，两者之间是一种动态的平衡。① 杨念群将集体化时代乡村医疗的有效开展归结于民间传统与现代传统的巧妙结合。该书对新中国成立以来政府主导下乡村专业医疗体系的分析对笔者的启发很大，但是它注重了现代传统对民间传统的融合、利用与改造，却对新中国成立以后乡间民俗医疗自身的传承演变没有涉及。笔者重点考察了专业医疗体系与民俗医疗传统各自状况与双向互动。此外，杨念群运用情境式写作手法，通过相互衔接的场景和史实描述再现中国社会各时期变迁图景的叙事手法也是极富新意的。

有关中国乡村社会保障问题的相关论文也有不少，代表性的有夏杏珍的《农村合作医疗制度的历史考察》②，朱玲的《政府与农村基本医疗保障制度选择》③ 等，前者对集体化时代乡村医疗的整体开展情况有所论述，后者探讨了政府在农村基本医疗保障上担任的角色与应负的责任。陈美霞的《大逆转》④ 一文将从计划经济时代到改革开放后医疗体制的转变称之为"大逆转"，她已经注意到了卫生保健系统上越来越明显的地域和阶层差距，对于改革开放后的卫生体制改革，陈表示担忧。

二、民俗研究回顾

要想对乡村的医疗问题做出整体、全面的考察，医疗民俗是必须关注的一个方面。延存至今并不断变迁的医疗习俗是乡村医疗变迁的一大方面，也是笔者关注的中心问题之一。目前在大陆学界这还是一个非主流研究领域。一些医疗民俗志专著已经问世，如《中国民俗通志·医药志》⑤、《医俗史》⑥ 等，但尚属通论式的民俗志书写。也有一些民俗医疗论文的

① 杨念群：《再造"病人"——中西医冲突下的空间政治（1832—1985）》，北京：中国人民大学出版社，2006年。
② 夏杏珍：《农村合作医疗制度的历史考察》，《当代中国史研究》，2003年第5期。
③ 朱玲：《政府与农村基本医疗保健制度选择》，《中国社会科学》，2000年第4期。
④ 陈美霞：《大逆转：中华人民共和国的医疗卫生体制改革，中国经济史论坛 http://economy.guoxue.com/article.php/22080/2.
⑤ 邱国珍：《中国民俗通志·医药志》，济南：山东教育出版社，2005年。
⑥ 陈乐平：《医俗史》，上海：上海文艺出版社，1997年。

发表，例如邱国珍的《宗教与中国医药民俗》①《畲族医药民俗述论》②，杨树喆的《红水河流域壮族民间师公"沟通"鬼神手段探析》③等，是对各少数民族医药信仰与行为的不同阐述。这些论文所用资料多采用历史资料，缺乏深入实地的田野考察与对现实中医疗状况的实际描述。

　　相比之下，台湾地区学者的民俗医疗研究要成熟许多。他们善于借鉴国外理论方法来作为深化研究的辅助，并自觉地进行田野调查。张珣的《疾病与文化：台湾民间医疗人类学论集》④讨论了台湾的传统医术、民间医疗观念、民俗医生、医疗行为的社会文化意义等问题，尤其对民俗医疗的定义、种类、思想本质、盛行原因等进行了阐述，这些内容对本书考察大陆地区民俗医疗行为提供了借鉴与比较研究之处。杨翎的《台湾民俗医疗——汉人信仰篇》⑤探讨了台湾汉人族群民俗医疗现象中与民间信仰相关的观念和行为。作者指出，医疗涉及一个民族的文化和心灵协调的部分，这是许多文化共有的现象和态度，而不单纯是医疗水准高低与否的问题。民俗医疗逾千百年仍存续民间，实与传统文化有极其长远的关系。另外，宋和的《土著医疗人员：童乩是否可以成功地医治他的病人》、李淑慧的《神坛住在我家隔壁?!——谈都市神坛现象》从人类学和社会学意义上分别探讨了台湾的童乩医病现象和都市里仍然存在的神坛和神媒现象，两位作者还分别分析了童乩与神媒各自的功能与弊端，这对笔者考察大陆农村的民俗医疗现象具有借鉴意义。⑥

　　此外，希尔斯的《论传统》⑦从社会学角度着重探究了传统的含义、形成、变迁，与现代化的关系以及传统在历史发展进程中的不可或缺性等问题，这也为笔者将民俗医疗纳入乡村传统框架内进行考察提供了理

---

　　①　邱国珍：《宗教与中国医药民俗》，《温州师范学院学报》（哲学社会科学版），2002年第4期。

　　②　邱国珍，赖施虹：《畲族医药民俗述论》，《中央民族大学学报》（哲学社会科学版），2003年第6期。

　　③　杨树喆：《红水河流域壮族民间师公"沟通"鬼神手段探析》，《广西师范大学学报》（哲学社会科学版），2004年第4期。

　　④　张珣：《疾病与文化：台湾民间医疗人类学研究论集》，台北：稻香出版社，1994年。

　　⑤　杨翎：《台湾的民俗医疗——汉人信仰篇》，台湾：自然科学博物馆，2002年。

　　⑥　宋和：《土著医疗人员：童乩是否可以成功地医治他的病人》，台湾大学考古人类学研究所，1978年；李淑慧：《神坛住在我家隔壁?!——谈都市神坛现象》，台湾大学新闻研究所，1999年。

　　⑦　[美] E.希尔斯：《论传统》，傅铿、吕乐译，上海：上海人民出版社，1991年。

论借鉴。

三、对公平、正义问题的相关探讨

七十余年来中国乡村医疗成败得失之关键在于能否抓住公平正义这一理念，能否坚持服务底层大众、建立一种公正的医疗制度。对于中国现代化与社会公平、正义问题的探讨不仅仅是医疗卫生领域需要关注的，也是涉及中国发展各个方面的重要问题。美国学者约翰·罗尔斯在《正义论》[①] 中将正义理解为"作为公平的正义"，他指出一种正义的社会制度就是要使其最大限度地实现平等，即在机会平等的原则下要使得最少受惠者能够获得最大的利益。他的研究思路对笔者的启发在于要同时注重公平与正义，"正义"强调的是行为动机，它是保证"公平""公正"得以实现的道德基础。

国内学者吴忠民在《社会公正论》[②] 中亦提出，公正是现代社会运行和发展的最为基本的理念依据，公平、平等皆应以公正为归属，依归于公正。景天魁则提出了"作为公正的发展"这一概念，认为舍弃了社会公正就意味着失去了发展的动力和基础。他还就社会保障的城乡统筹问题进行了细致的阐述，指出了在医疗保障上失却公正导致城乡差距扩大的后果和影响。[③] 他们的研究为笔者站在社会公平正义与国家公共政策制定方面思考乡村医疗问题提供了很好的借鉴。

马社香通过走访亲历者与知情者，写就《前奏》[④] 一书，揭示了毛泽东同志对包括卫生在内的上层建筑领域存在的问题的不满与忧虑。就笔者关注的乡村医疗问题而言，集体化时代乡村医疗取得的成功与毛泽东的这一理念追求是密不可分的。受到《前奏》的启发，笔者将尝试深入挖掘毛泽东在农村医疗问题上的心路历程与思想轨迹。同时，力求对当年卫生战线上的亲历者进行访谈，以尽可能真实地还原这段历史。

---

① ［美］约翰·罗尔斯：《正义论》，何怀宏、何包钢等译，北京：中国社会科学出版社，1988年。

② 吴忠民：《社会公正论》，济南：山东人民出版社，2004年。

③ 景天魁：《社会公正理论与政策》，北京：社会科学文献出版社，2004年。

④ 马社香：《前奏：毛泽东1965年重上井冈山》，北京：当代中国出版社，2006年。

黄宗智在《悖论社会与现代传统》①一文中阐释了中国共产党现代传统的形成，谈到在卫生领域国共两党的区别：前者几乎完全接受西方的现代医学知识及其理论和价值观，试图建立新的基于西方现代医学的卫生体系；而后者则从农村实际出发在面对西中并存的悖论实际挑战时形成了可取的现代传统，其中立足于公正理念的现代传统的形成尤为重要。该文对于笔者分析卫生事业上的现代传统和中国模式的形成具有重要启发。

四、社会主义理念与中国道路选择

林春在《承前启后的中国模式》一文中提出，中国模式有四大特征：以人民的意志为基准；以民众的需要和每个人全面自由的发展，而不是利润（手段）为生产目的和经济增长的目标；拒绝向老牌资本主义的工业化城市化道路及消费主义看齐；建设小康社会主义是中国模式的近期表达。林春指出，"中国向何处去"有赖于坚持中国模式和继承中国的社会主义传统。②另外，《中国社会主义的转型》③一书是林春对中国社会主义实践的反思，中国 20 世纪所走的道路是一条异于殖民地现代化、官僚社会主义和资本主义附庸的现代化道路，后来的改革模式必须重塑。

高默波认为"文化大革命"中的许多思想，都有助于异于资本主义的现代化想象。中国以后的发展最有成效的方法是吸收中国已有的东西，包括中国的悠久传统，也包括中国全新的社会主义遗产。④约翰·基廷斯（John Gittings）在《中国变脸：从毛到市场经济》⑤一书中，也强调了社会主义理念在市场转型中的重要性。另外，香港地区学者王绍光的《政策导向、汲取能力与卫生公平》《坚守方向、探索道路：中国社会主义实践

---

① ［美］黄宗智：《悖论社会与现代传统》，《读书》，2006 年第 2 期。

② 林春：《承前启后的中国模式》，《读书》，2006 年第 4 期。另可见林春：《家国沧桑：改革纪行点滴》，北京：社会科学文献出版社，2008 年。

③ Lin Chun, *The Transformation of Chinese Socialism*. Durham：Duke University Press，2006.

④ Mobo Gao, *The Battle for China's Past：Mao and the Cultural Revolution*，London：Pluto Press，MI，2008.

⑤ John Gittings, *The Changing Face of China From Mao to Market*. New York：Oxford University Press，2006.

60 年》①等文，从较大的视野探讨了共和国时期的社会主义实践，强调了中国发展中的社会主义传统和政府职责。他们对中国现代化问题的看法与思考，为笔者理解和把握中国乡村医疗问题提供了视角上的借鉴。

综上，本书对新中国成立后乡村医疗变迁的考察是建立在前人研究的借鉴与思考之上的。笔者既关注了乡村医疗保障问题的研究，也总结了当前的民俗医疗成果，更重要的是通过对社会主义现代化与中国社会公平、公正问题的研究成果整理，加深了笔者对现代化进程中的中国在医疗问题上应坚持何种理念、何种制度，走向何种道路的思考与认识。

第四节　资料概况

本书使用的资料主要有两大类：文献资料与田野调查资料。具体而言包括如下四部分：

一、文件汇编与报刊资料

新中国成立以来，中央政府对农村医疗问题给予了极大的关注，并且逐渐形成了社会主义的农村医疗卫生思想。对这一思想形成、发展之探讨离不开对原始档案的解读与分析。《农村卫生文件汇编（1951—2000）》是1951 以来有关农村医疗、卫生问题的重要文件汇编，涉及新中国成立后各时期的宏观卫生政策与农村卫生事业管理、初级卫生保健规划与评价、农村卫生组织与机构设置、农村卫生队伍建设、农村预防保健工作、农村卫生财务管理以及农民健康保障制度等丰富内容，这些对于笔者的研究有莫大的帮助。②

笔者还利用了《人民日报》《健康报》与《红旗》杂志等报纸杂志，当然，在毛泽东、周恩来、贺诚（原卫生部部长）等人的文集选集及相关的传记作品中也有若干针对乡村医疗问题的决策描述，笔者也会择

---

① 王绍光：《政策导向：汲取能力与卫生公平》，《中国社会科学》，2005 年第 6 期；《坚守方向、探索道路：中国社会主义实践 60 年》，《中国社会科学》，2009 年第 5 期。

② 卫生部基层卫生与妇幼保健司编：《农村卫生文件汇编（1951—2000）》，内部资料，2001 年12 月编印。

而用之。

二、侯家营文书

侯家营文书资料主要是侯家营村在新中国成立后留下的各种相关资料，2001 年 7 月笔者的导师张思教授在对侯家营村进行追踪调查时发现了这批资料，并将其带回南开大学中国社会史中心进行保存和整理。这批资料保存十分完整，内容涉及村落的人口、婚姻、医疗、卫生、社会福利、娱乐生活等多个方面。在时间上，从新中国成立前延续至今，可以和满铁资料进行很好地衔接，便于长时段的考察和比较研究。笔者对侯家营医疗问题的研究主要得益于侯家营文书中的医疗档案资料，这批资料涵盖了 20 世纪 60 年代中期至 90 年代中期侯家营医疗卫生方面的丰富信息，包括历年的处方笺、药品统计单、现金收支单据、报销单据、生产队医疗资金账目、大队有关医疗卫生的会议记录以及其他与医疗卫生相关的内容，同时在侯家营文书中的其他类档案中也有诸多与医疗卫生相关的资料。这些珍贵史料生动地呈现了一个中国村庄在医疗卫生方面所走过的道路和发生的变迁。

三、地方志及档案馆资料

历代的《泰安县志》①《泰安卫生志》②《肥城县志》③ 记述了近代泰安人民的许多民俗传统，对疫情、医疗方面的记载亦有涉及，这为笔者了解这一地区传统的延续与变迁提供了参考与佐证。现存各版的《昌黎县志》④ 也为笔者对侯家营村进行个案探讨提供了史料上的支撑，其中对该县医疗卫生、风俗习惯、宗教信仰的记述虽然不尽详细，但是为本书的写

---

① （清）黄铃修、肖儒林纂：《泰安县志》，12 卷，清乾隆四十七年（1782）；葛延瑛修、孟昭章纂：《重修泰安县志》，14 卷，民国十八年（1929）。

② 赵之兴主编：《泰安卫生志》，济南：山东科学技术出版社，1991 年。

③ （清）凌绂曾修、邵承照纂：《肥城县志》，10 卷，清光绪十七年（1891）；山东省肥城县史志编纂委员会编：《肥城县志》，济南：齐鲁书社，1992 年。

④ （清）王曰翼修、高培清纂：《昌黎县志》，8 卷，清康熙十三年（1674）；（清）何崧泰修、马恂纂：《昌黎县志》，10 卷，清同治五年（1866）；陶宗奇修、张鹏翱纂：《昌黎县志》，12 卷，民国二十二年（1933）；昌黎县地方志编纂委员会编：《昌黎县志》，北京：中国国际广播出版社，1992 年。

作提供了很具体的时间背景和基本脉络。

昌黎县档案馆和肥城市档案馆的卫生类资料分别为笔者提供了新中国成立以来两县开展卫生工作的记录，内容涉及基层政府召开的各种医疗会议、合作医疗实施情况以及 20 世纪 80 年代以来落实初级保健和乡村医生管理制度的相关纲要等。

四、田野调查访问记录

自 2001 年 7 月开始，张思教授带领学生对侯家营进行了多次实地调查，获得了昌黎县医疗卫生方面的若干文献资料和侯家营医疗卫生方面的访谈资料，笔者亦参与了 2007 年 11 月、2008 年 8 月的两次田野调查。调查方式以入户访谈为主，通过与经历过新中国成立后医疗制度变迁的农民进行直接交谈，对侯家营文书中的档案资料进行解疑与求证，掌握了新中国成立以来该村医疗卫生方面的大量口述史料和文献资料。在该村支书的帮助下，笔者还得以与泥井镇卫生院院长和新农合管理办公室主任进行了访谈，得到了该镇 2007 年在医疗卫生方面颁发的新型农村合作医疗文件。与侯家营相比，笔者对沙村的田野调查容易了许多。作为一个"局内人"，笔者与被访人处于同一社会时空中，一方面对该地乡间生活、村民传统非常熟悉，另一方面村民对笔者的身份认同度和向笔者做出的表述可信度更高。

正是田野调查让笔者得以在一定的时空场景中更好地解读文献、获得现场感，更重要的是能够与经历过诸多故事的村民面对面地交流，他们的回忆和讲述更多地带有时代留给他们的烙印。通过与他们的交谈，笔者不仅就文献资料向村民进行了求教，而且他们的讲述、他们的语气、他们的笑声、他们的叹息甚或他们的一个耸肩的小动作，可能都代表着被访者对所谈问题的态度、看法与评价，笔者能够获得农民对农村医疗制度实施的自身理解和本色评价。如何评价一制度在农村的绩效？如何评价乡间的习俗传统？农民的声音、农民的理解、农民的感受是最重要的。正是田野调查让笔者听到了农民的真实声音，看到了农村的真实情景。

第五节　研究方法与创新

本研究首先采取的是宏观背景下的微观个案考察，将微观阐释与宏大景观相结合，首先分析了包含于现代化进程的专业医疗体系的建构与发展，从而将地域社会里的村民医疗实践纳入整体历史环境，以此更深刻地理解现代化背景下乡村与国家的关系。

其次，本研究采用了田野作业与文献分析相结合的方法。在资料收集上，本书主要采取参与观察、深度访谈与直接体验三种方式，并且通过分析各种文献资料，来进一步认识主流专业医疗体系与传统民俗医疗各自的变迁与相互关系。

本书的创新之处主要表现在如下三个方面：

第一，本书探讨的是社会主义的乡村医疗卫生问题，既有上层决策与实施的轨迹，也有乡村的专业医疗实践，还有对乡村延存下来并变迁着的民俗传统的考察。这三个方面是各自独立的，但主旨又是一样的，对其考察时要去思考同样的问题——何处寻医、医往何处。通过它们展现出一幅全面的关于新中国成立以来乡村医疗卫生之路的画面。并把七十余年来农村的医疗卫生纳入更广阔的视野中进行考察，通过对各个阶段乡村医疗卫生工作的开展试图对中国卫生道路的选择做出自己的思考与回应。

第二，在写作中试图结合民俗学中的医药民俗研究成果，并利用医药学和医学统计知识、计量方法对乡村的专业医疗实践进行深入解析，尽可能全面完整地呈现出华北乡村在专业医疗实践与民俗医疗实践两个方面的内容。在行文表述中尝试利用社会学和人类学的叙述方法，从单调枯燥的单据、账目、图表下挖掘出隐藏在其后的生动鲜活的历史，将村民的讲述还原成真实精彩的故事。

第三，从历史人类学视角出发，将人类学的田野调查与历史学的文献解读、人类学的制度分析与历史学的变迁研究相结合，从静止的、共时的分析转向了历史的、过程的分析。

第一篇

医往何处：
中国医疗卫生设计与实践

1950—1952 年，中国确立了"面向工农兵、预防为主、团结中西医、卫生工作与群众运动相结合"的四大卫生方针。

1966 年 6 月，针对依旧落后的农村医疗卫生面貌和日益严重的官僚主义作风，中央发出了"把医疗卫生工作的重点放到农村去"的指示。

1976 年 7 月的《卫生部关于全国赤脚医生工作会议的报告》指出，要坚定不移地把医疗卫生工作的重点放到农村，进一步发展充实赤脚医生、合作医疗，深入开展卫生改革。

1979 年元旦，时任卫生部副部长的钱信忠接受新华社记者采访时说：卫生部门也要按照客观经济规律办事，运用经济手段管理卫生事业。

1985 年，面对改革开放和市场化浪潮，邓小平指出，思想文化教育卫生部门，要以社会效益为一切活动的唯一准则。

1996 年底的全国卫生工作会议上，明确了卫生工作的指导方针——以农村为重点，预防为主，中西医并重，依靠科技进步，动员全社会参与，为人民健康服务，为社会主义现代化服务。

2003 年初召开的中央农村卫生工作会议上，确立了要逐步建立起新型农村合作医疗，大力加强农村卫生建设，统筹城乡和经济社会的协调发展。

2007 年 10 月，中共十七大报告把"建设基本医疗卫生制度，提高全民健康水平"和"人人享有基本医疗卫生服务"作为全面建设小康社会和构建社会主义和谐社会的重要目标之一，强调要"坚持公共医疗卫生的公益性质，坚持预防为主，以农村为重点，中西医并重。"

七十余年来，中国逐渐形成了富有特色的社会主义卫生事业。[①] 这其中，农村医疗卫生事业的发展是中国整体卫生事业的重要一环，也是整个中国特色社会主义建设的重要组成部分。七十余年来，中国一直在探索适合自身发展的农村医疗之路。以农村为重点开展卫生工作，是中国特色社会主义卫生思想的一项重要内容，对其关注与研究具有重要意义。

本篇以时间为序，考察了农村卫生思想的形成与实践过程。考虑到新中国成立后中央对根据地时期医疗卫生举措及乡村建设派乡村卫生实验的经验，故在本篇中这些内容也被纳入。本篇在考察七十余年来中国农村卫生事业发展道路的过程基础上，集中思考了如下两个问题：中国农村卫生事业所走的道路有何特点？中国卫生事业的发展应秉承怎样的理念、遵循怎样的价值取向？

[①] 何为中国特色的社会主义卫生事业？简单来说，是指卫生事业既要有中国特色，又要有社会主义属性。具体来说，有中国特色的卫生事业应是：既包括社会主义制度所决定的特性，如为人民健康服务的宗旨，救死扶伤的革命人道主义精神，公有制为主体多种形式并存的所有制结构，政府组织领导、部门协调配合、群众广泛参与的工作原则等；又包括经过多年探索与实践，富有实效的卫生事业自身特色，如预防为主、防治结合，三级医疗预防保健网，多层次培养适宜卫生人才，中西医并存、并重、并举等。参见彭瑞聪主编：《中国改革全书（1978—1991）·医疗卫生体制卷》，大连：大连出版社，1992年，第162页。

第一章

新中国成立前的农村卫生概况

>　　吾国以农立国，全国人口，农村约占百分之八十五，故吾国
>乡村问题，可谓即整个国家问题。吾人欲复兴民族，亦必须由复
>兴农村做起……关于农村问题，所包含者众多。而其中尤为重要
>者，实为卫生问题。我国乡村卫生不良，殆为我国贫弱之
>主因。①
>
>　　　　　　　　　　　　　　　　　　　　　　——李廷安

第一节　乡村医疗卫生概况

　　胡适曾如此描述近代民众生活："天旱了，只会求雨；河决了，只会拜金龙大王；风浪大了，只会祷告观音菩萨或天后娘娘；荒年了，只好逃荒去；瘟疫来了，只好闭门等死；病上身了，只好求神许愿。"② 这是民众盲目迷信的写照，也是当时社会整体条件落后的结果。就医疗卫生方面来讲，20 世纪前期的中国不仅医疗机构和专业技术人员稀少，医疗设备落后，多种传染病、寄生虫病和地方病肆虐民间。新中国成立之前，鼠疫、霍乱、天花、疟疾、黑热病、血吸虫病、结核病、克山病、性病等疾病的发病率和死亡率都很高。

　　20 世纪 30 年代，一批致力于改良乡村的知识分子走进乡村，开始了对乡村政治、教育、农工商、宗教风俗以及居民生活等各个方面的社会调

---

　　① 李廷安：《中国乡村卫生问题》，北京：商务印书馆，1935 年，刘瑞恒序，第 1 页。
　　② 这是胡适对近代民众生活的一段描述，参见胡适：《胡适论学近著》，北京：商务印书馆，1935 年，第 638 页。

查，他们的调查结果对于笔者了解当时的农村医疗卫生状况提供了莫大帮助。

社会学家李景汉的河北定县调查，有对当地居民起居、医药、疾病及清洁情况的细致考察，大致可反映同时期华北地区农村医疗卫生概况。定县调查显示，村庄公共卫生条件极为落后，乡村道路没有负责的机关或团体来修筑和保护，村外大车路多半凹凸不平，村内街道也多不洁净。村民个人卫生习惯普遍较差，民众缺乏食品和清洁常识，夏天天气炎热，苍蝇满屋，冬天贴身穿的衣裤少有没虱子的。不干不净吃了没病等样的说法随时可以听见，大多数农民没有漱口刷牙等习惯。乡民患病，以肠胃症为最，包括泻肚、痢疾、肠热病等；其次为眼病，常因家庭内彼此传染；再次为创伤、肺痨、呼吸病、抽风、疹子、骨节炎、疟疾、皮肤病、天花、产后杂难症及其他杂病。居民死亡以婴儿抽风死的最多，其次为疹子、痨症、痢疾、天花、肠胃症、痞积、白喉、流感、创伤、产褥感染、破伤风等。①

20 世纪 30 年代，江苏省江宁自治实验县的小学教员和讲习所部分人员在该县土山镇的农村家庭展开了实地调查，其中涉及农户常患病种类及医药费用支出情况（表 1-1）。

表 1-1 286 户农家全年医药费

医药费	家数	比例（%）	医药费	家数	比例（%）
无	171	59.79	5.00～5.99 元	14	4.90
1.00 元以下	9	3.15	6.00～6.99 元	7	2.45
1.00～1.99 元	16	5.59	7.00～7.99 元	1	0.35
2.00～2.99 元	29	10.14	8.00～8.99 元	1	0.35
3.00～3.99 元	13	4.55	9.00～9.99 元	—	—
4.00～4.99 元	14	4.90	10.00 元及以上	11	3.85

资料来源：言心哲主编：《农村家庭调查》，北京：商务印书馆，1935 年，第 91 页。

---

① 李景汉：《定县社会概况调查》（重印本），北京：中国人民大学出版社，1986 年，261-286 页。

调查结果显示，农家常患之疾病以疟疾为最，次为伤风感冒，再次为伤寒，平均所占比例为 29％、17％和 11.4％①，其他如砂眼等患者亦多，这与李景汉的定县调查结果多有相似，可以较为完整地反映 20 世纪前期乡民患病状况。在医药费用支付上，88.12％的家庭每年所能支付的医药费为 5 元以下，其中 59.79％的家庭无任何医药费用，这意味着若有疫病，乡民只能坐以待毙。美国传教士明恩溥也曾指出，在中国，贫困的家庭没有为任何一种疾病保留储金，而疾病却可能出现在人生的任何一个阶段。②

这一时期，农村医疗机构和专业技术人员均较为缺乏，医生、药铺和产婆不仅数量稀少，且普遍平庸。山东省广大农村看病吃药仍然依靠中医，人们相信切脉汤丸灵验，一般并不求助于西医洋药。③ 20 世纪 30 年代，无锡北夏乡村建设实验区的调查统计显示，该区 342 个村巷，人口25 000 余人，仅有中西医 55 人（有 51 位是江湖郎中），约合每 5 000 人才有 1 名医生。该区除 20 家小型中药店外，无任何西药店，更无一家医院。当地农民因病不得医治而死亡的，每年约有三四百人。④

卫生资源的缺乏和医疗水平的低下导致了人口的高死亡率和低平均寿命。以山东省聊城地区为例，该区人口的总死亡为 25‰，婴儿死亡率高达 600‰。⑤ 冀晋豫卫生局曾做过一个统计：生 100 个婴儿差不多要死 75个；同时，旧式接生极易使产妇感染妇科病，太行医院门诊全年诊病者中，妇科病占了 32％。⑥ 有资料显示，1928 年，英国人口死亡率为10.7‰，美国为 12‰，法国为 16.5‰，日本为 19.8‰，而 1922—1934年，中国农村各地抽样调查的普遍死亡率为 30.0‰，为全世界各国普遍死亡率之最高值。⑦ 这一时期中国人口平均期望寿命仅为 35 岁，是当时

① 言心哲：《农村家庭调查》，北京：商务印书馆，1935 年，第 135 页。

② ［美］明恩溥：《中国乡村生活》，午晴、廖军译，北京：时事出版社，1998 年，第 314 页。

③ 山东省卫生志编纂委会：《山东省卫生志》，济南：山东人民出版社，1992 年，第 4 页。

④ 张丽生：《一年来北夏健康教育之实施》，《教育与民众》，1934 年，第 8 卷第 10 期。

⑤ 刘代庚：《聊城地区卫生志》，济南：山东科学技术出版社，1993 年，第 3 页。

⑥ 《开展群众性的卫生运动》，《人民日报》，1948 年 2 月 25 日；《华北召开全区卫生会议　号召开展群众卫生运动》，《人民日报》，1949 年 2 月 10 日。

⑦ 《卫生周刊》，《江西民国日报》，1934 年 9 月 26 日。

世界上平均寿命最低的国家之一。

第二节　国民政府卫生事业管理

民国时期，我国的预防检疫、公共卫生、药品监督与管理、卫生宣传教育等工作陆续展开。然而，由于政局多变，卫生工作多受挫折，效果不甚理想。至国民政府时期又开展了一系列致力于"刷新内政，安定民生"的医疗卫生举措。

20 世纪 20 年代末 30 年代初，由于政治上较前期相对稳定，国民政府开始将目光投向农村地区，提出了"复兴农村""建设农村""改造农村"的纲领。1934 年，卫生署公布了《县卫生行政方案》，确定县设卫生院，区设卫生所，较大的农村设卫生分所。随着乡村建设运动影响的日益扩大，国民政府开始注意乡村建设运动。1933 年 7 月国民党中央政治会议批准《县政改革案》，是年秋，河北定县、山东邹城、菏泽、江苏江宁以及浙江兰溪 5 个县建设实验区宣告成立。各实验区在乡村建立起了一套乡村卫生保健制度或组织，开展了预防接种、新法接生、清洁运动、卫生知识宣传等活动，在一定程度上促进了乡村医疗卫生事业的发展。

然而，这一时期国民政府的卫生工作依然表现出了"重城市而轻乡村""重西医而轻中医"的倾向。国民政府的经费"几乎有百分之八十以上用于城区（有的竟全数用在城区），工作的范围，不出城郭三里；广大的乡区，则无人过问。""他们把目光注射在都市里，乡村中因经济和其他种种关系，尚谈不到卫生设施。"[①] 1929 年，国民政府甚至通过了旨在消灭中医的废止中医案。国民政府虽未彻底消灭中医，却使中医受到严重打击，至 1949 年前夕全国散居各地的中医仅有 50 万，并且由于国民政府对中医采取的严格考试及审查制度，使得大多数中医无法继续执业，阻碍了

---

①　朱云达：《公医制度的理论与实施》，西南医学书店，1940 年，第 14 页；薛鸿猷：《乡村卫生》，正中书局，1936 年，第 3 页。以上著作转引自胡宜：《疾病、政治与国家建设》，博士学位论文，华中师范大学，2007 年，第 25、39 页。

中医的正常发展。[①] 同时，由于实验区的卫生事业主要是由乡村建设派成员推动，抗战开始后，乡村卫生实验逐渐在战火中停止，国民政府的农村卫生事业也因此难有大的进展。

第三节　乡村建设派的社区卫生实验

任何一个国家的力量都是源自普通公众，为此全民而不仅是少数有权势者应享有最佳的卫生保健服务。我把祖国的人民——他们大多是生活在乡村中的农民，视为国家的根基，对他们怀有深深的敬意。他们以自己艰辛的劳作，坚忍不拔的精神为国家的稳定做出了巨大的贡献。

——陈志潜

20 世纪 20 年代末，为了挽救日益衰落的中国乡村，一些知识分子掀起了乡村改良运动，诸多的乡村建设实验大都包含着乡村医疗卫生改革之内容。1929 年，上海市卫生局选定浦东高桥镇为农村卫生实验区；同年，晏阳初主持的平民教育促进会[②]在河北定县设立农村卫生实验区；1933 年，梁漱溟与山东齐鲁大学医学院创办山东邹平县政建设实验区卫生院，等等，其中最具代表意义的当属河北定县的乡村保健实验。

1933 年，在第一次乡村工作讨论会上，晏阳初指出：农村问题千头万绪，其中又有四大基本问题：愚、贫、弱、私。其中，所谓弱，指的就是多数国人是毋庸讳辨的"病夫"，所谓科学治疗、公共卫生根本谈不到，解决弱之积弊亟需卫生教育。要注重大众卫生健康及科学医药之设施，还要确立一个由村而区而县的有系统的乡村保健制度，使农民在现有条件下

---

① 张怡民：《中国卫生五十年历程》，第 13 页。相对于国民政府对乡村及中医药的态度，中国共产党则做出了完全不同的选择策略，两种选择带来了全然不同的结果。

② 中华平民教育促进会成立于 1923 年 8 月，总干事为晏阳初。成立初期主要是在城市开展平民识字教育，后工作重心转移到农村。1926 年夏，平教会选定河北定县为实验区，1929 年起开始了大规模的研究实验。

有得到科学治疗的机会，能保持他们最低限度的健康。[①] 定县社区实验基本延循了此种思路。

1932年，以陈志潜为首的平民教育运动成员开始了定县卫生实验（图1-1）。在进行了深入的乡村调查后，平教会很快制定了乡村卫生建设的原则：用最经济最有效的方法，普及农村卫生事业；从最重要的、简而易举的工作做起，以求其见此发展；训练地方人才，推行农村工作。农村卫生工作的首要任务是采取自下而上的策略，在村、区、县建立三级医疗保健网。

定县三级卫生保健制度具体为：

村设保健员。保健员从事简易护理、接种牛痘、水井改良、普及卫生常识等工作，同时兼管生死统计事务。

区（乡）设保健所。保健所医生的职责是：治疗保健员不能医治的病患；巡回辅导保健员工作；负责学校卫生和卫生教育。

县设保健院。保健院负责全县的保健工作，其任务为治疗病人、管理全县卫生行政，训练全县卫生人员，施行卫生教育，进行传染病预防及研究工作等。[②]

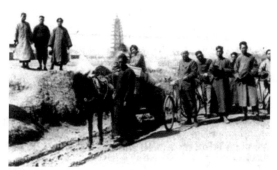

图1-1　定县的疫苗接种服务队在路上（1932年）

来源：《中国最早的"赤脚医生"》，《解放日报》，2008年2月15日。

---

① 晏阳初：《中华平民教育促进会定县工作大概》，宋恩荣：《晏阳初全集》，第1卷，长沙：湖南教育出版社，1989年，第245—249页。

② 郑大华：《民国乡村建设运动》，北京：社会科学文献出版社，2000年，第233页；吴相湘：《晏阳初传：为全球乡村改造奋斗七十余年》，长沙：岳麓书社，2001年，第207、211—212、237—238页。

这种村、区、县三级医疗保健系统很好地起到了相互支持的网络作用。各级医生结合起来的努力，代表了在极端困难条件下所能安排的最佳实践形式。定县的卫生组织体系在当时是史无前例的，它给农民带来了现代化医疗保健的益处，而在此以前他们还必须依赖当地的乡土信仰与医疗设施。① 定县的三级保健制度的建立和运行有效地缓解了当时农村缺医少药的困境，创造性地为极端贫困的华北农村社区找到了一个享受现代医疗保健服务的可行模式。② 当然，定县卫生实验同样存在一些缺点与不足。首先，乡村里的保健员并无报酬，因此无法发展成一种职业。其次，陈志潜固然将安兰生的"城市模式"中国化，但是定县三级保健模式仍然建立在西医西药基础之上，对中医药采取了忽视和摒弃的态度，西医的高昂运营成本限制了它走向内地和乡村的步伐。当晚年的陈志潜坐在办公室回忆这段激扬青春的岁月时，也终于意识到，高费用是西方的医疗保健制度不适合于中国的主要因素，更重要的是西医只为城市中少数有特权的中国人服务，而极大地忽视了构成人口绝大多数的千百万农民的需要。③

作为 20 世纪中国大地上的第一场医疗革命，以定县医疗实验为代表的乡村建设派的社区实验活动不仅影响着当时的乡村，还承继着以后的时代。各实验区的卫生举措不仅改善了乡村落后的卫生状况，还创造出了一些富有成效的制度与经验，如定县的三级医疗保健制度、山东邹平和江苏徐公桥的贫苦农民免费治疗制度以及培养在地化的乡村保健员、改造旧式产婆、创建保健所、医生下乡巡回医疗、开展卫生运动、宣传卫生常识等④，这些都是传统乡村社会制度创新的重要体现。旨在富国强民的乡村建设者探索着乡村医疗卫生改革的可行之路，在探索中乡村也在缓慢地走

---

① 陈志潜：《中国农村的医学：我的回忆》，成都：四川人民出版社，1998 年，第 81、96 页。

② 根据当时的统计资料，保健员每年平均接种牛痘 100 人，实施治疗 1 000 次左右，平均每次种痘或治疗一次，仅合大洋一分左右；保健所每年可治疗新旧病人约 5 000 人次，为小学生纠正痴眼、头癣等疾病约 5 000 次，夏季霍乱注射约 1 000 人次；保健院每年可治疗住院病人 600 人，可进行大小手术约千次。参见陈志潜：《中国农村的医学：我的回忆》，第 81、96 页。

③ 陈志潜：《中国农村的医学：我的回忆》，第 191 - 208 页。重精英而轻民众，这是乡村建设运动最终出现"号称乡村运动而乡村不动"之难局的原因之一。它与我党的群众路线恰恰相反，往往难以得到农民的理解与支持。

④ 各乡村建设派的详细活动可参见郑大华：《民国乡村建设运动》，北京：社会科学文献出版社，2000 年。

向现代化。

新中国成立以后，中央的诸多农村卫生举措也有着乡村建设派卫生实验的影子，其中陈志潜的定县乡村医疗实验可以说是真正带点"布尔什维克主义"的医疗革命①，无锡惠北区小园里村实验则与中国 20 世纪 60 年代的合作医疗制度有着诸多相似之处。有学者认为，定县实验为我国农村合作医疗的产生提供了必要的"技术模型"，小园里村的"合作医疗"实验则正式拉开了农村合作医疗制度的序幕。②但是笔者认为，新中国成立后的乡村合作医疗制度比之定县和惠北小园里村实验，有着更大的包容性和灵活性，它利用并改造乡村经验传统的方式更为多样，步伐更为大胆，在汲取了乡村建设派和边区医疗举措的经验的基础上所做出的创新举措，也更加贴近农村实际情况。它连接了现代医疗和小农经济，承载着中国共产党人的政治梦想，最终使中国走上了一条独具特色的卫生道路。③

第四节　陕甘宁边区的卫生工作

延安和陕甘宁边区，曾是中共中央所在地。从 1935 年 10 月到 1948 年 3 月，中国共产党在陕甘宁边区领导中国革命将近 13 年，其间在边区进行了大量的政治、经济和社会文化工作，13 年间边区的卫生工作也取得了重要进展。

在中共进驻延安前，延安几乎没有正规的医疗机构，群众治病主要靠中医。延安街上仅有 6～7 家药铺，有少数坐堂先生看病。此外，巫医猖獗，迷信思想泛滥，全边区有巫医两千余人。④群众落后的卫生习惯导致了痢疾、疟疾、天花等传染病终年不断。在此背景下，边区的医疗卫生工作者在"全心全意为人民服务"的思想指导下开展了卓有成效的医疗卫生

---

① 杨念群：《再造"病人"——中西医冲突下的空间政治（1832—1985）》，第 180 页。

② 刘纪荣、王先明：《二十世纪前期农村合作医疗制度的历史变迁》，《浙江社会科学》，2005 年第 2 期；刘纪荣：《再论民国时期农村合作医疗制度的萌芽诞生及其演进——兼与李华等学界同仁商榷》，《浙江社会科学》，2008 年第 7 期。

③ 何燕：《集体化时代乡村医疗卫生事业探析——以河北省昌黎县侯家营村为例》，《中国农业大学学报》（社会科学版），2009 年第 4 期。

④ 欧阳竞：《回忆陕甘宁边区的卫生工作（上）》，《医院管理》，1984 年第 1 期。

工作。

"面向群众服务""预防为主"和"中西医合作"是边区卫生工作的指导方针。

"面向群众服务"的工作方针就是中国共产党的人民卫生观，卫生工作者要为革命服务、为全体军民服务。[①] 全心全意为人民服务的张思德和对工作极端负责、对技术精益求精，毫不利己、专门利人的白求恩正是广大医务工作者的光辉榜样。

卫生工作不仅要坚持全心全意为工农兵服务的方向，还要以预防为主，让群众"自己起来同自己的文盲、迷信和不卫生的习惯作斗争"。[②] 组织动员群众和疫病作斗争，是做好卫生预防工作的前提，也是党的群众路线在卫生领域的重要体现。边区先后开展的反巫神、反迷信斗争、卫生评比竞赛活动以及防疫队、巡回医疗队在农村开展的防病治病、疫情调查和卫生宣传活动，对于改变群众不良卫生习惯、改善乡村环境都起到了很好的作用。

20世纪40年代，边区医药界的中西医门户之见日渐显露。对于中西医两种体系，中央的态度是明确的：要消灭疾病和死亡，要反对巫神，必须中西医亲密合作。中西医合作团结与改造中医以共同进行卫生建设的方针，不仅适用于边区与现在，而且适用于全国与将来。

边区保健药社和卫生合作社的成立是这一时期卫生工作的另一重要成就。

保健药社成立于1938年，是边区政府领导的一个医药并举的机构，1939年一度扩大为边区制药厂，以中药为原料加工成药，供应边区医院及其他医疗单位使用。保健药社为纯中药性质的机构，社里的中医应诊并兼卖中药，病人随到随诊，无挂号手续。医生出诊，并不另取报酬。且社里药价较低，灾民免费，军属九折优待，并实行医生轮流下乡制。保健药社受到当地群众欢迎。

卫生合作社是在陕甘宁边区抗日根据地在合作经济组织发展壮大的前

---

① 《为延安卫生展览会题词》，《解放日报》，1944年7月18日；毛泽东：《毛泽东选集》，第2卷，北京：人民出版社，1991年，第660页。

② 毛泽东：《毛泽东选集》，第3卷，第1011页。

提下兴起的。[①] 卫生合作社是由当时的大众合作社（商业销售机构）办理的民办公助的卫生组织，资金由大众合作社与保健药社投资，并吸取民众团体及私人股金，市、区、乡政府给予一定物资协助。社员除按股分红外，还享有如下权利：社员有特别诊疗疾病的权利；买药享受九折优待，赤贫社员可酌量给予赊账或免费；社员患重病，医生应予以出诊；社员有需住院者，由卫生合作社负责介绍。卫生合作社的业务方针是倡导以积极的预防为主，治疗为辅，病人随到随诊，看病免费，药价低廉。这种合作社性质的卫生机构一直延续到新中国成立初期。[②]

保健药社和卫生合作社的成立，与乡村建设派的乡村医疗保健制度相结合，为接下来的农村合作医疗制度提供了良好的思路与借鉴。对于中国农村合作医疗制度的起源时间，学界存在认识分歧，大体有如下五种观点：第一，认为 20 世纪二三十年代乡村建设派的乡村卫生保健实验是合作医疗的源头；[③] 第二，农村合作医疗制度萌芽于 20 世纪 40 年代中共领导的抗日根据地的卫生合作社，这是大多数学者的观点；[④] 第三，合作医疗制度源自乡村医疗方面的互助传统；[⑤] 第四，1955 年农业合作化高潮时期，河北、山西、河南等地出现的由农业生产合作社举办的保健站；[⑥] 第五，直到"文化大革命"开始的 1966 年，才出现中国历史上第一个农村合作医疗试点。[⑦] 笔者同意第四种观点，认为农村合作医疗作为一种具有保险性质的医疗保健制度，最早出现于 20 世纪 50 年代的农业合作化运动中。由上述介绍可知，20 世纪三四十年代保健药社和卫生合作社，虽未

---

① 史永丽、孙淑云：《农村合作医疗制度的起源及其法律性质分析》，《山西大学学报》（哲学社会科学版），2006 年第 4 期。

② 龚纯：《陕甘宁边区的保健药社和卫生合作社》，《陕西卫生志》，1986 年第 4 期。

③ 刘纪荣、王先明：《二十世纪前期农村合作医疗制度的历史变迁》，《浙江社会科学》，2005 年第 2 期。

④ 史永丽、孙淑云：《农村合作医疗制度的起源及其法律性质分析》，《山西大学出版社》（哲学社会科学版），2006 年第 4 期；伍世安、李国志：《中国农村合作医疗制度：历史、问题与改进》，《江西财经大学学报》，2005 年第 4 期。

⑤ 秦晖：《从医改的失败看公共服务部门的危机》，《中国社会导刊》，2005 年第 21 期。

⑥ 张自宽：《对合作医疗早期历史情况的回顾》，《中国卫生经济》，1992 年第 6 期。

⑦ 胡振栋、陈素芳：《"农村合作医疗"第一人》，《首都医药》，2003 年第 3 期；胡振栋、覃世清：《"中国合作医疗之父"的昨天与今天》，《党史纵览》，2005 年第 1 期。

脱离政府设计的合作社制度和思想的大环境，它们的出现虽然改善了农村基层医疗保健设施，提高了农民对医疗卫生资源和服务的可及性，但并未提高农民对服务的可得性，农民对医疗资源和服务的购买力仍然很低。因此它们仍属于具有合作性质的医疗保健机构，而非具有保险性质的医疗保健制度。

边区医疗卫生事业的开展不仅对保障中国革命的胜利起到了重要作用，而且对新中国成立后医疗卫生事业的发展同样具有重要而深远的影响。预防为主、中西医相结合、开展卫生宣传和卫生清洁运动、破除迷信、移风易俗等方针原则被传承至新中国成立后的卫生事业中，保健药社和卫生合作社为接下来的农村合作医疗制度提供了基本的设计思路，并实现了从合作性质的医疗保健机构到保险性质的医疗保健制度的转变，最终发展为遍布中国农村的基本医疗保健制度。

第二章

新中国成立后 30 年间的农村卫生事业

尽管我们贫穷，但是无怨无悔，我们以国家的主人自居，我们与年轻的共和国分享着艰难，我们，全体。[1]

第一节　四大卫生原则的确立

1949 年初华北土地改革已基本完成。当生产资料可以从勤劳生产中得到解决与改善的时候，农民的进一步要求便是："人财两旺"，小孩不死、大人不病。[2] 新政权在乡村面临的一个重要问题就是：在发展生产、振兴教育的同时，如何有效开展卫生工作，降低农村居民的疾病发生率与死亡率。

1950 年 8 月的第一次全国卫生工作会议上明确了"面向工农兵""预防为主""团结中西医"三大原则，并做出了关于发展医学教育大量培养卫生人才、建立和发展全国基层卫生组织、调整卫生部门中公私关系、医药界团结改造和整顿医院等决议。[3] 1952 年的第二次全国卫生工作会议总结了爱国卫生运动的经验，提出了"卫生工作与群众运动相结合"的原则。就此，我国确定了卫生工作"面向工农兵、预防为主、团结中西医、卫生工作与群众运动相结合"四大原则。围绕四大原则，我国的卫生工作

---

[1]　蔡翔：《底层》，载薛毅：《乡土中国与文化研究》，上海：上海书店出版社，2008 年，第 162 页。

[2]　《谈广大农村妇婴保健工作》，《人民日报》，1949 年 7 月 5 日。

[3]　《中央卫生部李德全部长关于全国卫生会议的报告——九月八日在中央人民政府政务院第四十九次政务会议上》，《人民日报》，1950 年 10 月 23 日。

轰轰烈烈地展开。

一、面向工农兵

"面向工农兵"明确了我国卫生工作的对象问题。全心全意为劳动人民服务是社会主义医学发展的根本方向，也是社会主义制度对医学的根本要求。[①] 从革命战争年代的"为伤病员服务""为全体军民服务"到社会主义革命和建设时期"面向工农兵""为人民健康服务"，这一卫生原则的制定凸显着"人民"作为国家政治的主体和核心地位，明确了卫生工作为多数人还是为少数人服务的问题。可以说，这是要从根本上改变中国历史上医疗卫生长期为少数人服务的局面。

"为什么人"的问题是在毛泽东的讲话中反复提到和始终强调的。"面向工农兵"强调的正是共产党人和新政权的责任问题：要向人民负责，为人民服务，做人民的公仆，而不是老爷。[②] 社会主义卫生工作面对的是占全国人口90％以上的工农兵群体，而农民又是工农兵群体中人口比例最高、医疗卫生情况最差的，因此医疗卫生的重点应该面向农村。新中国成立初期巡回医疗的开展正是政府为改变农村落后现状所作的努力，当时的巡回医疗队有四大任务：为群众防病治病；培训乡村医务人员；培养医务工作者的革命思想；同工农兵同吃同住同劳动同学习，一起批判资产阶级生活方式。因此，可以说医疗队送医送药下乡不仅是一个城市向乡村输送医药、技术和服务的过程，同时还是一个自上而下构建国家认同与形塑民众观念与习惯的过程。

二、预防为主

"预防为主"是卫生工作方针的核心，它是最经济、最人道、最主动、

---

① 侯勤文：《毛泽东思想照亮了我国医学发展的道路》，《红旗》，1970年第3期。

② 1960年11月，毛泽东在听取各地工作汇报时曾沉重而严肃地指出："生我者父母，养我者人民。人民群众的每一件小事，都应当是我们共产党人的大事。我们共产党人干革命、搞社会主义，为什么？为的是全国的老百姓。……我们的责任是向人民负责，我们的宗旨是为人民服务。我们这些人都是全国人民大众的公仆，不是老爷；凡是那些一心想当官做老爷的人，不关心老百姓疾苦的人，应当从共产党人的革命队伍中开除出去……"参见邸延生：《历史的真知："文革"前夜的毛泽东》，北京：新华出版社，2006年，第96、159页。

最有效的防治疾病的方针，符合人民群众的最高利益。[①] "预防为主"贯穿于医疗、预防、保健工作的全过程，其目标是建立起一个有病治病、无病防病、防治结合、以防为主的卫生保健体系。这一原则充分体现着中国国情。因为中国共产党承接的是一个疫病丛生、缺医少药的中国：一面是疫病广泛流行；一面是各地缺医少药，迷信陋俗大肆横行。在这样一个人口众多、经济技术落后、卫生资源匮乏的国家，如何开展工作，以便在短期内尽快消除和控制疾疫，无疑是一个极大的难题。乡村建设派的卫生实验和根据地"一分预防，胜于十分治疗"的原则为新中国成立后卫生工作的开展提供了很好的借鉴。

新中国成立初期的"预防为主"思想有四大特点：一是卫生预防工作同经济建设相结合；二是"预防为主"与改变人民群众的生活环境和生产条件相结合；三是"预防为主"与移风易俗、改造国家相结合；四是要使人民群众从被动的治疗者转变为主动的预防者。

"预防为主"方针的实施，使得地方病和传染病的防治工作得以顺利开展，大部分地方病流行区的病情得到控制和消除。全国范围内，鼠疫、霍乱、天花、伤寒、回归热等急性传染病以及性病、黑热病等多发传染病在 20 世纪 50 年代陆续被消灭或基本消灭；结核病、麻风病、丝虫病、地方性甲状腺肿、克山病、地方性氟中毒等都不同程度地得到控制。[②] 大多数急性传染病和地方病得以有效控制，体现了"预防为主"这一方针的极大效用。

三、团结中西医

团结中西医，是卫生工作的发展道路问题。早在 1944 年中共中央就指出，中西医合作团结与改造中医以共同进行卫生建设的方针，不仅适用

---

① 中华预防医学会卫生事业管理分会等：《创建中国特色社会主义卫生事业——新中国卫生事业 60 年学术报告》，《中国农村卫生事业管理》，2009 年第 7 期。

② 孙隆椿：《毛泽东卫生思想研究论丛》，上册，北京：人民卫生出版社，1998 年，第 228 页。

于边区与现在，而且适用于全国与将来。^① 学习各国的东西，是为了改进和发扬中国的东西，创造中国独特的新东西。就医学来说，要以西方的近代科学来研究中国的传统医学的规律，发展中国的新医学。^②

歧视、排斥中医的现象自近代西医传入中国就未停止，新中国成立初期这种现象仍普遍存在。肯定与团结中医是中央的一贯态度。毛泽东曾多次谈及中医药在中国的重要地位：中国的六万万人口，之所以能够生存繁衍、日益兴旺，卫生事业所起的作用是其中重要原因之一，这首先应该归功于中医。^③ 中国医药学是一个伟大的宝库，应当努力发掘，整理，提高。^④ 看不起中医药是奴颜婢膝奴才式的资产阶级思想；所谓全盘西化，乃是一种错误的观点。^⑤ 共和国的新政权对于中医药的肯定与支持缓解了自近代以来的绵延不断的中医诋毁甚或中医废止论。

在拨正了中医事业的航向后，中央采取了一系列措施推动中医事业的发展：卫生部成立了中医司，各省也相应建立了中医处；建立和发展了一批中医医疗机构，组织中药从业人员成立联合诊所，建立了全民所有制的中医门诊部和中医院；录用 28 万名中医加入各级医疗机构，改变了中医不能进医院的状况；建立了一批高、中等中医药院校，培养大、中专中医药人才；在全国各地建立中医药研究院从事中医药研究工作；组织西医学习中医，使西医普遍了解和掌握一定的中医知识，基本具备中西医两套本领。^⑥

共产党人对中医药的重新定位值得思考，按照杨念群的理解，新的国家医疗系统对中医药的接纳是与新型意识形态相关的，这是一种建立在政治敏感度基础上的阶级分层观，也与中国医疗资源城乡分布上的差别有直

①　李富春：《在陕甘宁边区文教工作者会议医药卫生座谈会上的讲话》，1944 年 10 月 31 日。陕西卫生志编纂委员会办公室：《陕甘宁边区医药卫生史稿》，西安：陕西人民出版社，1994 年，第296－298 页。

②　中共中央文献编辑委员会：《毛泽东著作选读》，下册，北京：人民出版社，1986 年，第783－784 页。

③　毛泽东在 1957 年 3 月的讲话，引自《红旗》，1978 年第 6 期，第 60－61 页。

④　毛泽东：《毛泽东文集》，第 7 卷，人民出版社，1999 年，第 423 页。

⑤　毛泽东：《毛泽东选集》，第 2 卷，第 707 页。

⑥　孙隆椿：《毛泽东卫生思想研究论丛》，上册，第 511－571 页。

接联系。① 相对于西医药，中医药的深厚传统、较低的交易成本以及唾手可得的便捷性，使得中央在解决农村缺医少药难题时对中医药青睐有加。

四、卫生工作与群众运动相结合

卫生工作与群众运动相结合可以说是我国卫生工作的重大变革。发动群众参与卫生运动，结束了由少数卫生技术人员为广大人民群众服务的历史，调动起广大人民群众的热情和积极性，使得卫生事业成为人民的卫生事业。"卫生工作和群众运动相结合"的方针，是我党优良传统的合理延续。新中国成立后，有限的医疗资源和服务无力承担全民疫病防治任务，国家也缺乏足够的经济实力建立覆盖全民的卫生保健体系，因此，广泛地发动群众开展防病治病、改善环境的运动，可收到低成本、高收益之效。

卫生运动要想成为持久的社会变革活动，就必须与群众的现实利益相联系，当群众感受到受益所在时，他们的积极性才能点燃。在卫生运动的开展过程中，中央政府巧妙地利用了"诉苦"和"忆苦思甜"两种机制（这在土地改革早已得到广泛应用），把卫生教育、阶级教育和破除迷信的科学知识教育结合起来，通过各种各样的形式将新旧时期做一鲜明对比，以增加民众对新政策与新制度的接受与信赖。农村开展爱国卫生运动的首要经验就是运用"新旧对比"，通过开诉苦会，诉说旧社会陋俗之苦、迷信之苦、害虫之苦、患病之痛，使群众在情感上被调动，产生情感上的共鸣，体会到开展卫生运动的好处和甜头，从而达到群众个人倾诉与国家诉求的协调。从苦难到翻身、从诉苦到思甜的技术操作过程和情感动员过程本身也是国家意识形态渗透到乡村社会的过程。

开展全民卫生运动是贯彻"预防为主"方针的重要体现，它带着那个时代最鲜明的烙印——依靠群众、发动群众，广泛调集全社会各种资源（图1-2）。爱国卫生运动消灭了诸多传染病和地方病的源头，并且给了中央以足够的信心，使政府相信带领全国人民不仅能够消灭一种疾

---

① 杨念群：《再造"病人"——中西医冲突下的空间政治（1832—1985）》，第285页。

病，还能扫除一切大大小小的瘟神，改变中国人"东亚病夫"的孱弱形象。

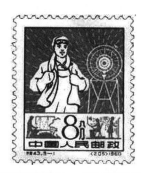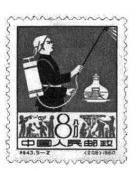

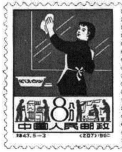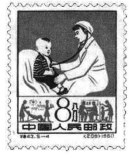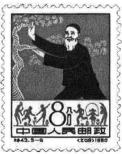

图 1-2　《爱国卫生运动》邮票（1960 年 9 月发行）

"厂矿卫生"邮票宣传的是活动场所要经常通风换气；"除四害"邮票宣传的是对室内环境进行消毒；"讲卫生"邮票宣传的是注意个人卫生，要勤洗手，不要共用毛巾；"预防疾病"邮票宣传的是要经常体检，及时就医；"锻炼身体"邮票宣传的是坚持户外锻炼，增强体质。

讲求清洁卫生的根本精神，是为了消灭疾病、人人振奋、移风易俗、改造国家，是要"把一个被旧文化统治因而愚昧落后的中国，变为一个被新文化统治因而文明先进的中国。"① 要建设新社会，就必须改造旧时代遗留下的愚昧迷信、不讲卫生的陈规陋俗和吸毒、娼妓等的社会不良习气。因此，卫生运动不仅是要消灭疾病，还要改变人们的精神状态和道德风貌，振奋中华民族的精神。新政权展开的禁烟、"驱梅"运动，使得吸

① 中共中央文献研究室：《共和国成立以来重要文献选编》，第 10 册，北京：中央文献出版社，1994 年，第 651 页；毛泽东：《毛泽东选集》，第 2 卷，第 663 页。

毒贩毒和卖淫嫖妓现象很快得到了遏制，禁毒禁娼工作涤荡了社会上的污泥浊水，净化了社会风气，保护了人民健康，其深度和广度，在中国历史上从未有过。这对于移风易俗、改造社会具有深远意义。

第二节　农村合作医疗的出现

为了解决农村缺医少药的局面，除了领导群众开展以预防为主、移风易俗、改造社会的群众性卫生运动外，新的国家政权充分利用和发挥农村原有资源之优势，一方面利用有限资金建立基层医疗机构，另一方面整合农村已有卫生资源组建联合诊所。自1951年开始，各私人诊所、药铺从业人员本着自愿合作、民主管理、集体经营、政府领导的原则，办起了中医、中西医结合等多种形式的联合诊所。以山东省泰安地区为例，1949年全区有个体医生从业者3 700余人，到1956年该区办起公私联合诊所127处，联合诊所总计864处，入所医生5 046名，占开业医生人数的83%，其余人员多数加入高级农业合作社保健室。[1] 需要注意的是，乡村中医的大量存在，使得联合诊所里的中医大夫远远超过了西医。因此，组建联合诊所或可被视为新政权利用与改造中医的一种形式。

一些地区还进一步对联合诊所实行了大联合，在此基础上建立了一批农村小医院，不仅收费低廉，还定期驻社访诊，深入乡村开展医疗预防、卫生防疫和妇幼保健工作。这种农村小医院极大地便利了群众，受到农民的普遍欢迎。[2]

然而，联合诊所和农村小医院存在的问题使其越来越难以适应农村医疗卫生事业的发展，具体来说有三：首先是医生分布不平衡，公立卫生机构和以联合诊所为代表的集体卫生机构的医务人员多集中于城镇，不能满足分散居住的广大农民的需求。第二，联合诊所和私人诊所，他们的生活主要靠自行开展业务解决，多存在重治疗轻预防的思想。第

---

① 赵之兴：《泰安卫生志》，第25－26页。

② 《衡南依靠群众举办乡村医院》，《健康报》，第629期，1958年4月8日。

三，等客上门的医疗陈规严重，群众求医不能得到及时治疗，往返诊所耽误生产。[①] 随着社会主义农业合作化高潮的到来和农村集体所有制的强势推进，农村的卫生保健工作越来越趋向于走合作化和集体化道路，以适应农业生产和广大农民的医疗保健需求。在此基础上，农业社保健站应运而生。

随着农业合作化运动的发展，河北、山西、河南等地出现了一批由农业社举办的以集体经济为基础，集体与个人相结合、互助互济的集体保健医疗站、合作医疗站或统筹医疗站，由经过短期培训的保健员宣传卫生知识，协助卫生机构开展预防接种工作，为社员提供紧急治疗和伤口包扎等简单医疗服务。1955年春，山西省高平县米山乡联合保健站最先实行了"医社结合"，采取了社员出保健费与合作社公益金相结合的办法建立起了合作医疗保健制度。基本做法是，在乡政府领导下，由农业生产合作社、农民群众共同集资建立保健站。在自愿原则下，每个农民每年交纳2角保健费，即可免费享受预防保健服务，患者就医只缴药费，免收挂号费、出诊费等。保健站坚持预防为主，巡回医疗，送医送药上门，保健站负责所属村民的卫生预防和医疗工作。保健站经费来自农民交纳的保健费、农业社提取15%～20%的公益金以及药品经营中的利润。医生的报酬通过记工分和发放现金相结合的办法解决。[②]

这种"合医合防不合药"的保健制度初步实现了农民"无病早防、有病早治、省工省钱、方便可靠"的愿望。1956年，河南省正阳县王庄乡团结社依靠合作社集体经济的力量也办起了社办合作医疗制度，这是第一次正式被称为合作医疗制度。[③] 1958年随着农村人民公社化运动，县开始设人民医院，将区卫生所、联合诊所和农业社保健站合并组建了人民公社卫生院，在生产大队一级则设保健室，生产队配备保健员、接生员和保育员，就此形成了一个形式上较为完整的农村医疗卫生体系。

① 《健康报》编辑部：《怎样建立农村卫生保健网》，北京：人民卫生出版社，1958年，第15页。
② 张自宽：《对合作医疗早期历史情况的回顾》，《中国卫生经济》，1992年第6期。
③ 汪时东、叶宜德：《农村合作医疗制度的回顾与发展研究》，《中国初级卫生保健》，2004年第4期。

1958 年农村实现人民公社化后，在急于"向共产主义过渡"错误思想指导下出现了社办"全民免费医疗"、不怕看病、看病不要钱的错误现象。① 1959 年底，卫生部在写给中共中央的报告及附件《关于人民公社卫生工作几个问题的意见》中指出，"关于人民公社的医疗制度，目前主要有两种形式：一种是谁看病谁出钱；一种是实行人民公社社员集体保健医疗制度。根据目前的生产力发展水平和群众觉悟等实际情况，以实行人民公社集体保健医疗制度为宜。"② 1960 年 2 月，中共中央转发了卫生部的报告及其附件，要求各地参照执行，合作医疗制度成为政府在农村实施医疗卫生工作的一项基本制度。但由于"大跃进"运动和农村人民公社化运动带来的经济困难，中央决定对国民经济实行"调整、巩固、充实、提高"的八字方针，农村医疗卫生工作也随之进行了相应的调整，放慢了实行集体保健医疗制度的步伐。

20 世纪 50 年代，中国农村绝大部分村民基本处在国家社会福利体系之外，在当时的社会经济条件下，国家没有财力承担起全体农民的医疗费用，农民饱受完全承担疾病风险、开支之痛，由集体承担所属社员的医药费用亦不现实。因此，在集体经济体制下，由农民采取合作化、互助共济之方式解决农民缺医少药的难题无疑是较好的选择。合作医疗制度与四大卫生原则相结合，带来了乡村医疗卫生事业的初步发展。预防接种工作使得大多数流行病得到了控制；除四害、讲卫生运动的开展不仅改善了农村人居环境，更遏制了传染病和地方病的再度发生。表 1-2 统计了 1952—1965 年中国农村卫生事业发展概况，农村医院比例从 1952 年的 60% 提高到 67.4%，每千人拥有床位数也增长了 6.14 倍（表 1-2）。当时中国的发展速度十分缓慢，因此这样骄人的成绩并不是得益于经济的发展。在此期间，中国医疗卫生的表现远远超过世界上许多人均收入较高、经济发展较快、医疗卫生基础设施较先进的国家。

---

① 张自宽：《对合作医疗早期历史情况的回顾》，《中国卫生经济》，1992 年第 6 期。

② 宋士云：《中国农村社会保障制度结构与变迁（1949—2002）》，北京：人民出版社，2006 年，第 123 页。

表1-2　1952—1965年农村卫生事业发展概况

年份	医院			医院床位		
	数量（所）	占全国（%）	每百万人拥有（所）	数量（张）	占全国（%）	每千人拥有（张）
1952	2 123	60.0	4.2	3.7	23.4	0.07
1957	2 193	52.5	4.0	7.0	23.6	0.13
1962	6 152	64.0	11.1	21.8	33.3	0.39
1965	7 173	67.4	11.5	27.0	37.1	0.43

资料来源：卫生部基层卫生与妇幼保健司：《农村卫生文件汇编（1951—2000）》，内部资料，2001年12月，第27页。

但是，农村集体保健医疗制度的普及推广并未从根本上改变广大农村缺医少药的状况。由于多方面的原因，国家医疗卫生的重点仍集中在城市。表1-2中农村医院的数目虽有可观增长，但与城镇医院相比，农村医院的硬件设施依然很差，到1965年，67.4%的农村医院所拥有的床位数只占全国的37.1%。卫生部1964年的统计结果显示，城乡之间在医疗卫生资源与服务占有上日益不均衡。

第三节　1965年中央指示把医疗卫生工作重点放到农村

1965年，毛泽东重回井冈山的日子。

当1965年5月21日，毛泽东一行回到他阔别36年的革命圣地井冈山时，与当地农民的谈话引起了他愈加强烈的忧虑。当晚，毛泽东与茨坪公社的社员谈话，社员们说如今的生活比过去强多了，只是农村中缺医少药，人们一旦生了病得不到及时、很好的治疗，大城市里的医院老百姓们根本看不起……

5月30日凌晨，毛泽东的专列离开井冈山到达了江西省的樟树市。在樟树市，毛泽东再次听到了人民群众反映农村缺医少药和看病难的诸多实际情况……

6月1日，专列开始驶往杭州。在专列上，毛泽东忧心忡忡地对身边的保健医生说，"农村的许多事情还很不尽如人意，老百姓们看病难啊！"①

从杭州到上海、南京，火车在飞速前进着，毛泽东在不断思考着。从井冈山到江西，与沿途乡民的交谈，让他意识到农村医疗卫生问题已不容拖延。他燃起一支香烟，扭头望向车窗外，外面是湛蓝的天空、成片的稻田，还有田间劳作的农民和地边嬉戏的孩童。他一眼不眨地看着这一切，静静地坐着，许久没有说话，也没有吸烟，任指间烟雾袅袅……

早在 1964 年 6 月 24 日，毛泽东在接见越南外宾时曾谈到，中国的保健工作学了苏联的，把不专门的医生变成专门的，不多看各种各样的病不行，要改进。针对卫生部直属的北京医院只为高干服务、不对群众开放的问题，而 1965 年间毛泽东南下沿途所见农民缺医少药、疾病缠身的困境，让毛泽东忧心忡忡，也让他愈加愤怒。

1965 年 6 月 26 日，他在翻阅了卫生部关于农村医疗现状的报告后，终于大发雷霆。就在这天，毛泽东怒气冲冲地同身边的保健医生说了这样一段话：

告诉卫生部，卫生部的工作只给全国人口的百分之十五工作，而这百分之十五中主要还是老爷。广大农民得不到医疗。一无医生，二无药。卫生部不是人民的卫生部，改成城市卫生部或城市老爷卫生部好了。

脱离群众，工作把大量人力、物力放在研究高、深、难的疾病上，所谓尖端，对于一些常见病，多发病，普遍存在的病，怎样预防，怎样改进治疗，不管或放的力量很少。尖端的问题不是不要，只是应该放少量的人力、物力，大量的人力、物力应该放在群众最需要的问题上去。

6 月 26 日毛泽东对保健医生的这段谈话记录文稿很快地交给了卫生部党组。这段毛泽东同他身边医务人员谈话的记录文稿，即是后来被广而颂之的"六·二六指示"。②

关于毛泽东的愤怒，杨念群曾做过如此解读：1965 年前后毛泽东一直在忧虑两点：一是流动性的医疗资源无法在乡村发挥固定作用。在偌大

---

① 邸延生：《历史的真知："文革"前夜的毛泽东》，第 429 - 450 页。
② 参见邸延生：《历史的真知："文革"前夜的毛泽东》，第 440 页。

的中国，农村地域辽阔，农民人数众多，联合诊所、农村小医院以及巡回医疗队不过是杯水车薪，不能使乡村社会的农民长期受益。二是乡村保健员的"在地化"训练没有真正实现制度化，作为三级保健网的最底部，尚不能真正有效地发挥作用。而且作为乡间传统医疗资源的中医并没有融入三级医疗保健体制框架，在乡村医疗改革中毫无立足之地。[①]

然而，从更深层来看，让他愤怒的真正原因在于，过去的16年间，乡村卫生事业有所进步，却无法突破。戴上口罩与听诊器的城市医生离农民却越来越远，农村群众仍然面临看病难的困境。我们有了巡回医疗队，有了农村小医院，还有了基层保健员，可是许多农民还是吃不上药、看不上病，原因何在？中国共产党不就是为人民谋福利的政党吗？可是新中国成立16年了，许多农民却连基本的健康都维持不了，这是毛泽东所不能容忍的，更让他不能容忍的是，还有上层建筑领域尤其是医疗领域逐渐出现日益明显的官僚主义作风。

那么，1965年前后的中国整体医疗卫生状况到底怎样呢？

经过16年的艰苦奋斗，中国的医疗卫生事业此时已取得长足发展，群众的健康状况也得以显著改善。新中国成立后，霍乱很快在我国绝迹；1955年，人间鼠疫基本得到了控制；1959年，性病在全国范围内基本被消灭；60年代初，天花已告灭绝；结核病、麻疹、乙脑、白喉、破伤风、百日咳等传染病的发病率明显下降；到1965年，产妇的产褥热和新生儿破伤风显著减少。[②]中国的医疗卫生事业在向前发展，特别是农村卫生事业，更是以其显著成效见证着新中国成立前后中国卫生局面的变化。联合诊所、农村小医院的相继成立以及城市和军队医疗巡回队的下乡巡诊在改善农村卫生环境、保障农村群众健康方面发挥了积极作用。

然而，城乡在医疗技术资源和资金分配上却日渐悬殊。

根据1964年8月11日卫生部党委呈送给毛泽东并中央的《关于把卫生工作的重点转向农村的报告》，在卫生技术人员分布上，高级卫生技术人员69%在城市，31%在农村，其中县以下仅占10%。……农村中西医

---

① 杨念群：《再造"病人"：中西医冲突下的空间政治（1832—1985）》，第369-372页。

② 黄树则、林士笑：《当代中国的卫生事业》（上册），北京：中国社会科学出版社，1986年，第10-13页。

不仅按人口平均的比例大大低于城市，且多数人技术水平很低。

在赤脚医生大规模出现之前，卫生部对农村缺医少药的应对办法是组建下乡巡诊的医疗队。但医疗队的流动性和短暂停留并不能从根本上改变农村缺医少药的困境，农村卫生力量依然薄弱。对于这一问题，卫生行政部门并未制定相应政策、采取有效措施加以引导调控，以致问题日益严重。

在卫生经费的使用上，全国卫生事业费9.3亿元中，用于公费医疗的占30%，用于农村的占27%，其中用于县以下的仅占16%。这就是说，用于830万享受公费医疗的人员的经费，比用于5亿农民的还多。①

由此可见，新中国成立后的16年间，城乡在医疗保障制度的覆盖范围及卫生资源的分布与投入上并不平衡。毛泽东指示卫生部应端正医疗卫生工作的服务方向，把医疗卫生工作的重点放到农村去，根本原因也即在此。

这个"六·二六"指示的文稿被当作"最高指示"，一经传达下来，在卫生部机关和整个卫生界都引起了极大的震动。

如今，农村出现了新的问题，如何去解决？靠干部解决？找知识分子？毛泽东第一想到的还是农民。因为单纯依靠数量有限且流动性较强的巡回医务人员，远远无法满足全国多如繁星的人民公社和生产大队的需求。要着实有效地解决农村就医看病难的问题，还需"近水解近渴"，这个"近水"就是培养在地化的农村医疗卫生人员。

另外，对于上层建筑领域的官僚主义习气和精英作风要毫不留情给予批判，要狠批那些忽视农民、仅为城市谋利益的、掌管教育和卫生系统的"城市老爷"，打倒城市官僚和城市中的知识分子和技术权贵。要让广大干部和知识分子走到农村去，去广阔农村感受农民的热情和真诚，体会农民的艰辛与乐观，接受农民的教育和改造，纯洁自身随时可能出现的危险的资产阶级思想。在毛泽东看来，那些戴着大口罩、眼光高高在上的城市医生尤其需要这种锻炼！

对于一穷二白的中国，毛泽东并不感到绝望，而是充满信心。在他看

① 卫生部基层卫生与妇幼保健司：《农村卫生文件汇编（1951—2000）》，第27页。

来，中国这样的一张白纸，恰恰可以写出最新最美的文字，画出最新最美的图画①。他的"六·二六"指示使得农村医疗卫生工作得到极大加强，源于 20 世纪 50 年代的合作医疗制度也因之得以进一步推广，到 60 年代末 70 年代初，中国最终掀起大办农村合作医疗制度的高潮，采取同舟共济的医疗方式、培养农民自己的医务人员、群众开展公共卫生运动、城市医生下乡继续巡回医疗等。这些措施带来的直接结果是农民体质的提高和农村环境的改善，更重要的在卫生资源与服务上现代城市与落后乡村之间的差距相对缩小，社会不平等现象得以缓解。从更大的方面来讲，这些在毛泽东的倡导与支持下开展的种种乡村卫生举措，是新政权对在经济落后国家发展社会主义的手段同其目的之间的两难问题的勇敢回应。

---

① 《共和国成立以来毛泽东文稿》，中央文献出版社，第 7 册，第 178 页。

第三章

20 世纪 70 年代至改革开放前的
农村医疗卫生工作

我们是一个迟到的国家，并恰好因此而得救。[①]

——A. 瓦利斯基

20 世纪 50 年代，农村合作医疗事业获得初步发展。60 年代，毛泽东做出"组织城市高级医务人员下农村和为农村培养卫生技术人员"及"把医疗卫生工作的重点放到农村去"的指示，使得合作医疗制度进一步在全国推行。1968 年底，一份反映湖北省长阳县乐园公社通过举办合作医疗解决群众就医难题的调查报告送至中南海，很快得到毛泽东"合作医疗好"的赞誉和推广乐园经验的批示，自此全国掀起兴办合作医疗的热潮。[②] 合作医疗制度逐渐成为中国乡村的一幅特别图景。

第一节　覃祥官与乐园公社合作医疗的故事

1964 年春，在县里的中医培训班进修三年的覃祥官成了长阳县乐园公社卫生所的一名年轻医生。恰逢此时，乐园流行麻疹、百日咳、脑膜炎等疾病，公社有一千多人不幸感染，很多人却无钱治病，独自忍受痛苦。生产合作社和信用社的成立让覃祥官看到了农民能够组织起来互助共济渡过难关。那么，办医疗上的合作，是不是能解决农民看病吃药的难题呢？他决定背水一战。

---

① 〔俄〕A. 瓦利斯基（A. Walicki）:《关于资本主义的争论》，1969 年英文版第 117 页。
② 胡振栋:《"中国合作医疗之父"覃祥官的风雨人生》，《湖北档案》，2007 年第 7 期。

覃祥官很快辞掉了公社卫生所的职务，1966 年 8 月 10 日，杜家村大队卫生室挂牌了。农民每人每年交 1 元钱的合作医疗费，大队从集体公益金中提取 5 角，每人共计 1.5 元。群众看病只交 5 分钱挂号费，打针、吃药不要钱。大队还办起了药园，自采、自制、自用中草药。杜家村的合作医疗不仅得到了村民的赞誉，还吸引了周围百姓的注意，终于，1967 年 1 月起乐园公社开始实行合作医疗。大队办起了卫生室，生产队建起了医疗点、小药方，一批又一批的赤脚医生成长起来。从此，土家儿女小病不出村，大病不出公社，预防药送到田间家门口的卫生医疗网络建立起来了，看病吃药再也不是土家人的天大难题了。[①]

1968 年，也就是乐园公社实行合作医疗制度两年后，一份《深受贫下中农欢迎的合作医疗制度》的报告，送进了中南海，毛泽东仔细阅读了这个报告，认为合作医疗是"医疗战线上的一场大革命""解决了农村群众看不起病，买不起药的困难""值得在全国推广"。[②] 12 月 5 日，《人民日报》在头版头条发表了题为《深受贫下中农欢迎的合作医疗制度》的调查报告。报告总结了乐园公社创办合作医疗的经验与体会：乐园公社自 1966 年 12 月开始实行合作医疗，99％的农民自愿参加。实行办法是，每人每年交 1 元的合作医疗费，生产队从集体公益金中再为每人交 0.5 元。除常年吃药者外，社员每次看病只交 5 分钱挂号费，吃药免费。公社卫生所 12 名医务人员，除两人暂拿固定工资外，其余实行工分制，再按不同情况，每月补助 3～5 元。这种合作医疗制度解决了农民群众看不起病、吃不起药的困难，农民身体健康有了基本保障。杜家村卫生室的赤脚医生覃祥官是白求恩式的好医生。[③] 农村合作医疗制度自此受到极大重视。

第二节　合作医疗的大发展

自 1968 年 12 月 8 日到 1969 年 12 月 4 日近一年的时间，《人民日报》

---

① 胡振栋：《中国合作医疗之父》，《民族团结》，2000 年第 3 期。
② 中共中央文献研究室：《共和国成立以来毛泽东文稿》，第 12 册，北京：中央文献出版社，1998 年，第 604 页。
③ 《深受贫下中农欢迎的合作医疗制度》，《人民日报》，1968 年 12 月 5 日。

连续组织了 24 期关于农村医疗卫生制度的讨论，分析合作医疗的优点，交流开展合作医疗的种种经验。电影《春苗》《红雨》，小说《映山红》等都是歌颂赤脚医生与合作医疗的力作（图 1-3）。在此背景下，1969 年全国出现了大办合作医疗的高潮。

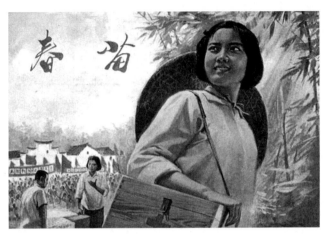

图 1-3　电影《春苗》剧照

根据乐园公社的管理经验，实行合作医疗的农村人民公社形成了一套领导管理体制：公社成立合作医疗管理委员会，由公社革委会领导；生产大队则成立合作医疗管理小组，由生产大队领导小组领导。由这两者专门负责合作医疗工作，定期向广大群众汇报工作，听取意见。[①] 合作医疗的合作方式也实现了由最初的合医不合药到合医合防不合药，再到合医合防又合药的转变。在组织形式上，合作医疗有队办队管、队办社管、社队联办以及社办社管四种形式。

队办队管类型：合作医疗由生产大队筹办，大队干部、赤脚医生和贫下中农代表组成合作医疗管理委员会进行直接管理。经费来源为社员交纳和大队公益金、公积金提留。由大队制定该队合作医疗的服务范围和标准。

队办社管类型：合作医疗由生产大队筹办，公社干部、大队干部、赤

---

① 《我们狠抓了三件大事——乐园公社实行合作医疗制度的经验》，《人民日报》，1968 年 12 月 11 日。

脚医生和贫下中农代表组成合作医疗管理委员会进行直接管理。经费来源为社员交纳和大队公益金、公积金提留。合作医疗的服务范围与服务标准由公社和大队协商决定。经费存入公社信用社，由公社卫生院或公社管委会统一管理，按不同的大队进行核算，超支部分由各大队负责。

社队联办类型：合作医疗由公社和生产大队两级共建，经费来源为社员交纳、大队公益金和公积金提留以及公社补助。经费由公社统一管理，公社与大队分成核算，提留和报销比例由公社和大队协商决定，合作医疗的服务范围与服务标准由公社统一制定。

社办社管类型：合作医疗由公社统一筹建，经费来源为农民缴纳合作医疗基金、集体公益金和公积金提留以及公社补助。公社统一管理、统一核算，合作医疗的服务范围与服务标准也由公社统一制定。由公社革委会副主任、公社卫生院长、贫下中农代表和赤脚医生组成合作医疗管委会。

至 20 世纪 70 年代，合作医疗达到鼎盛时期，实现了"全国一片红"。以山东省肥城县为例，1972 年，全县有 373 个大队实现了合作医疗，占全县大队数的 64.53％，181 个大队建起了卫生室，到 1975 年全县 90％以上的大队办起了社队级合作医疗，建立了卫生室。[①] 1976 年，全国实行合作医疗的生产大队的比重上升至 93％，覆盖了全国农村总人口的 85％，[②]农村基本上做到了"小病不出队，中病不出社，大病不出县"。加入了合作医疗的农民们说："大人有病扛扛就过去了；小孩有病，真急死大人，有了合作医疗制度我们就放心了。""我一家十口，甭说一年拿十元，就是拿二十元，也干。有了病就不着急了！""我们应该开个大会庆祝，感谢毛主席他老人家。"[③]

作为中国农村卫生工作的基本制度之一，合作医疗与赤脚医生、农村

---

① 《肥城县革命委员会生产指挥部关于进一步发展农村社会主义合作医疗制度的通知》，1972年2月26日，肥城县档案馆藏，2-1-204；《肥城县一九七五年卫生防疫工作总结》，1976年1月5日，肥城县档案馆藏，2-1-157。其中"2"为全宗号，"1"为目录号，"204""157"为案卷号。本文所引用的肥城县档案馆藏档案，均以此标准排序，文件名称及时间在序号之前注明。

② 曹普：《改革开放前中国农村合作医疗制度》，《中共党史资料》，2006年第3期。

③ 《黄村、良乡公社对乐园公社实行合作医疗制度的意见——贫下中农、农村基层干部、公社医务人员座谈会纪要》，《人民日报》，1968年12月5日。

三级卫生保健网一起被称为解决中国农村缺医少药问题的"三大法宝"。其中,合作医疗是中国农村初级卫生保健体系"三大法宝"中最为关键者,它使得县、乡、村三级医疗卫生网和赤脚医生实现了低成本、广覆盖的效果,提高了农村居民对基本医疗保健服务的可及性与可得性,改善了农村居民的健康水平。中国政府成功地在调整中建立起了一套农村卫生保健体系,并把它推行到全国。在这么快的时间内为边远的、缺乏人力和财力的地区的人民建立起如此广泛的卫生保健体系,不能不说是一巨大的成就。它的功绩之一是通过群众性的预防接种使流行病的控制向前迈进了一大步。① 在卫生保健的发展方面取得的重大进步从一个侧面表明,中国不断向党的目标前进。

如斯科特所言,那些挣扎在贫困边缘的人经常成为不需要太多资本的主动创新者。② 个人或群体面临的不确定性和灾难发生的可能性会激发其对既存制度进行自发性调整,由此导致制度的诱致性变迁。中国一穷二白的境况激发了民众对现存制度的自发性调整,从而创造出"合作医疗"这一制度,也进而在若干年后实现了中国卫生事业的大跨步发展。中国在尚不富裕的条件下,有效地为占人口绝大多数的广大农村居民提供了基本的医疗保健服务,从而使得中国整体健康指标有了大幅改善:30年间婴儿死亡率由1949年前的200‰下降到1981年的34.7‰;人口平均寿命也由1949年前的57岁提高到1980年的69岁,在同类别国家和地区位居前列。③ 当时中国医疗卫生服务的公平性和可及性受到了联合国妇女儿童基金会、世界卫生组织和世界银行的盛赞,中国在医疗保障方面取得的显著成就被誉为是低收入国家中"独一无二"的;④ 这种低成本、广覆盖的医疗模式也在1978年的阿拉木图会议上受到推崇,成为世界卫生组织在全

---

① 陈志潜:《中国农村的医学:我的回忆》,第132页。

② [美]詹姆斯·C. 斯科特:《国家的视角:那些试图改善人类状况的项目是如何失败的》,王晓毅译,北京:社会科学文献出版社,2004年,第457页。

③ 国家统计局:《中国统计年鉴1985》,北京:中国统计出版社,1985年,第211页;沈晓明、许积德:《新世纪我国儿童保健面临的任务与挑战》,《中华医学杂志》,2001年第23期。

④ 世界银行:《1993年世界发展报告:投资于健康》,北京:中国财政经济出版社,1993年,第210-211页。

球范围内推广初级卫生服务运动的样板。[①]

合作医疗产生于一定历史条件下，它的优点已被社会实践所证明，它能因地制宜地推动农村卫生防疫、基础医疗、妇幼保健和计划生育等项工作的开展，为农民创造了就近看病吃药的有利条件，保障了农民的身体健康，进而促进了农业生产的发展。但是合作医疗也还存在一些不足之处，例如，合作医疗的经济力量薄弱，只能为农户的常见病、多发病给予一定经济照顾，难以为急重病等重大风险提供经济保障；合作医疗制度建构的缺陷导致了制度实施主体的某些越权行为和参加者的"搭便车"行为，等等。[②] 随着农村经济体制改革和农业生产责任制的推行及其他一些情况的出现，农村合作医疗制度纷纷解体。再次以山东省为例，1982—1985年，随着经济体制改革的开展，山东省农村医疗事业开始向多种形式办医的方向发展。原有的合作医疗机构，多数转变为集体或个体办医生，成为街道或行政村的卫生室，赤脚医生已转为乡村医生或卫生员，合作医疗制度大部解体。1985年底全省95.18%的行政村有了实行承包制的卫生室，近10万人取得乡村医生证书。[③] 合作医疗制度随着农业互助合作化运动的兴起而逐步发展起来，30年后又随着集体所有制农业的迅速解体而日渐衰落。

---

① World Health Organization，Primary Health Care. *Report of the International Conference on Primary Health Care*，Geneva：World Bank，1984. 转引自王绍光：《学习与适应：中国农村合作医疗体制与变迁的启示》，《中国社会科学》，2008年第6期。

② 有关合作医疗具体的制度设计、效果、影响、评价等将在本书第二编中以个案探讨的方式进行梳理，本编不做进一步探讨。

③ 山东省卫生志编纂委员会：《山东省卫生志》，第86页。

第四章

改革开放时期的农村卫生事业

中共十一届三中全会确立了我国工作重心的转移，此后我国进入改革开放时期。经济的发展在某些方面对医疗卫生事业起到了积极的促进作用，中国在医疗技术、专业人员、器械设备及居民整体健康水平上有了很大提高。但同时，改革也给卫生服务筹资与提供带来了挑战：中国的卫生筹资和资源分配日益失调，城乡之间、地区之间的健康差距进一步扩大；政府和社会卫生支出比例下降，个人卫生费用迅速上涨；核心公共卫生活动转移，一些地区缺乏足够的环境卫生经费，导致公共卫生运动难以正常开展，等等。

第一节　医疗改革之成就①

1979 年元旦，时任卫生部部长的钱信忠在接受新华社记者采访时提出，要"运用经济手段管理卫生事业"。不久，在钱信忠等的大力倡导下，中国开始尝试对医院实行"定额补助、经济核算、考核奖惩"，卫生领域的市场化改革渐次展开。1980 年，国务院批转卫生部《关于允许个体医生开业行医问题的请示报告》，打破了国营公立医院在医疗卫生领域一统天下的局面。1985 年《关于卫生工作改革若干政策问题的报告》指出，必须进行改革，放宽政策，简政放权，多方集资，开拓发展卫生事业的路子，把卫生工作搞好。由此，中国的全面医改正式启动。改革带来了我国医疗卫生事业的快速发展，三十年来，我国城乡居民健康水平持续改善，卫生队伍不断壮大，医疗质量明显提高，预防保健能力得到进一步加强。

---

① 该部分内容除作出注释者外，均出自中华人民共和国卫生部：《2007 年我国卫生事业发展统计公报》《2008 年中国卫生统计提要》《2009 年我国卫生事业发展情况简介》，中华人民共和国卫生部网站 http://www.moh.gov.cn/publicfiles//business/htmlfiles/zwgkzt/pwstj/index.htm，以下不再一一注明。

一、居民健康水平持续改善

改革开放以来，我国医疗卫生事业取得了很大成就，卫生队伍不断壮大，医疗质量明显提高，预防保健能力得到进一步加强，人民健康水平不断提高，三十年来，我国城乡居民健康水平持续改善。

由表1-3和表1-4可知，婴儿死亡率由1981年的34.7‰下降到2007年的15.3‰，下降了56%。具体到农村地区，新生儿死亡率由1991年的37.9‰下降到2008年的12.3‰，下降了67.5%；婴儿死亡率更是下降了68.3%；农村孕产妇死亡率由1991年的100/10万下降到2008年的36.1/10万，下降了63.9%；居民平均期望寿命从新中国成立前的35岁增长到2019年的77岁，新中国70年间居民寿命增长了一倍多，这是不可低估的成就，没有什么比人类寿命的提高更能说明一种文明、一种制度的保障能力。

表1-3　婴儿死亡率与平均期望寿命变化情况

年份	婴儿死亡率（‰）	平均期望寿命
1949	200 左右	35.0
1973—1975	47.0	—
1981	34.7	67.9
1990	—	68.6
2000	32.2	71.4
2005	19.0	73.0

资料来源：中华人民共和国卫生部：《中国卫生统计2009》，中国协和医科大学出版社，2009年，第214页。

表1-4　1991—2008年农村新生儿、婴儿及孕产妇死亡率统计

年份	新生儿死亡率（‰）	婴儿死亡率（‰）	孕产妇死亡率（1/10万）
1991	37.9	58.0	100.0
1995	31.1	41.6	78.0
2000	25.8	37.0	69.6
2005	14.7	21.6	53.8
2008	12.3	18.4	36.1

资料来源：中华人民共和国卫生部：《中国卫生统计2009》，中国协和医科大学出版社，2009年，第197页。

二、疾病防治与免疫接种工作的继续开展

除此之外，疾病防治工作也得以不断加强，严重危害人民健康的重大传染病、地方病得到了有效控制，国家免疫规划接种率维持在较高的水平。结核病、脊髓灰质炎、麻疹、百日咳、白喉、新生儿破伤风、流行性脑脊髓膜炎、连续性乙型脑炎等传染病仍被纳入国家免疫规划，各种常见传染病的发病率明显降低。自 2003 年以来，我国先后夺取了抗击非典、防治高致病性禽流感和甲型 H1N1 流感等重大胜利，最大程度地减缓了疫情扩散对群众健康、社会经济及正常生产、生活秩序的影响。

三、农村卫生资源总量持续增加，卫生服务体系不断健全

以县医院为龙头、乡镇卫生院为骨干、村卫生室为基础的农村三级医疗卫生服务网络得到加强。截至 2007 年底，全国 61.3 万个行政村共设村卫生室 61.4 万个，88.7％的行政村设有卫生室；村卫生室执业（助理）医师 11.0 万人，乡村医生和卫生员 93.2 万人。每千农业人口乡村医生和卫生员 1.06 人。各医疗机构卫生服务能力明显增强，全国医疗机构诊疗人次由 1978 年的 10.1 亿增长到 2007 年的 28.4 亿，住院人数由 1 907 万增长到 9 827 万。医院病床使用率为 80.8％（其中，公立医院为 84.0％），乡镇卫生院病床使用率达到 54.1％。

四、新型农村合作医疗制度的建立健全与农村医疗救助制度的推广

2003 年开始试点推行的新型农村合作医疗制度取得了重大进展。截至 2009 年 9 月底，全国开展新型农村合作医疗的县（市、区）达 2 716 个，参加新农合人口 8.33 亿人（比上年增加 1 800 万人），参合率达 94％（图 1-4）。2009 年，新参合筹资标准达到每人每年 100 元，其中各级财政补助 80 元，农民个人缴费 20 元。农民累计受益人数达到 4.9 亿。参合农民就医经济负担有所减轻，两周就诊率和住院率均有所提高：两周就诊率自 2003 年的 139.2‰提高到 2008 年的 151.9‰；相比而言住院率的变化更为明显，2008 年农村居民住院率为 67.5‰，而 1993 年和 2003 年这

一比率分别为 30.6‰、33.8‰。①

　　2003 年起，我国开始试点农村医疗救助制度。通过由政府拨款和社会各界捐助等多渠道筹资，对患大病的农村五保户和贫困农民家庭实行医疗救助。在开展新农合地区，资助医疗救助对象缴纳参合资金，参加合作医疗。因患大病经合作医疗补助后个人负担医疗费用过高、影响家庭生活的，再给予适当的医疗救助。尚未开展新农合的地区，对因患大病个人负担费用难以承担、影响家庭基本生活的，给予适当救助等。② 截至 2007 年底，医疗救助覆盖所有农村地区，已有 2 900 万农民参与了医疗救助。

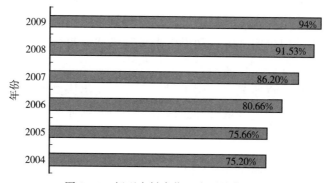

图 1-4　新型农村合作医疗覆盖率情况

　　资料来源：中华人民共和国卫生部：《中国卫生统计年鉴 2009》，第 347 页；中华人民共和国卫生部：《2009 年我国卫生事业发展情况简报》，卫生部卫生统计信息中心，http：//www.moh.gov.cn/publicfiles//business/htmlfiles/zwgkzt/pwstj/index.htm.

五、公共卫生运动和中医中药事业的继续发展

　　公共卫生运动虽没有 20 世纪 50—70 年代开展的热火朝天，但还是取得了一定的成绩。政府出台了一系列公共卫生举措，国家免疫项目增多，包括了 15 种传染病预防、免费治疗艾滋病感染、结核和乙肝病毒感染，并在孕龄妇女中试点开展免费的生殖道感染的筛查和治疗活动。为提高农村自来水普及率，2007 年中央财政投资了 655 亿元启动安全饮用水项

---

　　①　中华人民共和国卫生部：《中国卫生统计年鉴 2009》，第 167-177 页。
　　②　《民政部、卫生部、财政部关于实施农村医疗救助的意见》，2003 年 1 月 18 日。

目,① 2008 年农村改水受益人口已达 8.9 亿人,占农村总人口的 93.6%。农村卫生厕所普及率达到 59.7%。② 在中医中药发展上,据统计,2007年全国有中医院 2 720 个,绝大多数综合医院设有中医药科室,72%的乡镇卫生院、92%的社区卫生服务中心和 54.7%的社区卫生服务站为群众提供中医药服务,形成遍及城乡的中医药服务网络。

第二节　医疗改革之不足

经济改革三十年来的发展在上述方面的确对中国医疗卫生的发展起到了积极的促进作用,人均收入的增加也意味着有更多的人均卫生资源。但同时,改革也给卫生服务筹资和提供带来了挑战。集体所有制农业的迅速解体使得合作医疗制度迅速崩溃;处于经济转型期的政府,财政收入占国内生产总值的比重逐年减少,用于卫生事业的支出比例随之降低,类似市场化的激励机制在卫生领域展开。这给中国卫生事业的发展带来了极大的挑战。

一、卫生资源配置的失调

1965 年中央曾发出"把医疗卫生工作的重点放到农村去"的指示,其后中国大部分医务人员带着可见与不可见的医疗资源走向了全国无数个乡村集镇。然而几十年后的中国又回到了高新技术、优秀人才集中在大城市的大医院的局面。其中,城市医院占卫生费用的比重从 1990 年的32.8%增加到 2002 年的 50.5%,12 年增加了 17.7 个百分点。③ 这意味着越来越多的卫生资源从贫困地区转到富裕地区,从农村转向城市,由基层机构转到高端机构,而有大量医疗卫生服务需求的农村卫生机构只拥有较少的低档次的卫生资源,只能提供最基本的医疗服务。除了城乡资源配置的失调,政府卫生支出的地区性差异日益明显。以甘肃省和沪、津为例,甘肃的卫生指标远远不如上海、天津,在甘肃这个中国最贫困省份之一,

---

① 世界银行:《中国农村卫生改革报告》,2009 年 2 月,第 29 页。
② 中华人民共和国卫生部:《中国卫生统计年鉴2009》,第 263－264 页。
③ 国务院发展研究中心:《对中国医疗卫生体制改革的评价与建议调研报告》,第 44 页。

2003 年政府卫生投入仅为人均 46 元，而在上海和天津这两个中国最富裕省份，政府卫生投入分别为 218 和 153 元。

卫生资源配置的不合理，一方面使得农村患者盲目地向县市大医院流动，加剧了大医院看病难、看病贵的状况，设备条件较差的基层卫生机构却又门庭冷落、无人问津；另一方面，地区差异扩大进一步加剧了不同地域居民的健康指标的差距，这种恶性循环的结果不仅造成了卫生资源的浪费，还进一步加剧了卫生服务的供需矛盾。

二、不同人群之间健康差距的扩大

改革开放以来，中国的政治和技术精英阶层得以重建并进一步发展。同时"让一部分人先富起来"的政策导致了一个经济精英阶层的出现。[①]收入悬殊导致了贫富差距的扩大化，较高的收入水平和消费水平意味着能更多地获得医疗服务，贫困家庭因无力应对健康打击，不同人群之间的健康差距日益拉开。

首先，高收入人群与低收入人群之间在卫生资源利用上出现明显不同，医疗服务利用率降低的幅度与收入水平呈负相关态势。以最高收入人群与最低收入人群的门诊服务和住院服务的利用率为例，2003 年两个人群之间的差距已分别扩大至 48.5％和 65.5％。[②] 这就意味着，即便病情严重，许多穷人也无法获得急需的医疗服务。其次，城乡居民健康水平差距扩大，农村居民健康指标改善缓慢。以农村孕产妇死亡率和婴儿死亡率为例，1994 年，农村孕产妇死亡率和婴儿死亡率分别是城市的 1.9 倍和 2.9 倍，2000 年这一数字上升至 2.38 倍和 3.14 倍。再次，不同地域之间的卫生指标差距也较为明显。如，2000 年上海市人均期望寿命为 77 岁，而经济条件较差的贵州省人均期望寿命则只有 63.5 岁，这一差距相当于发达国家与最不发达国家之间的差距。[③]

---

① Mobo Gao, *the Battle for China's Past*：*Mao and the Cultural Revolution*，London：Pluto Press，2008，p. 191.

② 王绍光：《巨人的瘸腿：从城镇医疗不平等谈起》，《读书》，2005 年第 11 期。

③ 国务院发展研究中心：《对中国医疗卫生体制改革的评价与建议调研报告》，第 40 页。

三、医药费用的快速攀升

20 世纪 80 年代以后，脑血管病、心脏病、恶性肿瘤成为主要的"健康杀手"，这三大疾病的发病率由 1957 年前后的 17.3% 上升为 70% 左右。[①] 2008 年的卫生统计数字显示，农村居民前十位疾病中，恶性肿瘤已经升至首位，恶性肿瘤、脑血管疾病、呼吸系统疾病和心脏病在人群中的发病率已达 78% 以上。[②]

伴随心脑血管疾病比例提高的，还有不断飙升的医药费用。表 1－5 以农村居民常去的县属医院和地级市医院为例作了统计：2008 年县属医院的门诊人均费用和住院人均费用分别是 1990 年的 12.2 倍和 8.75 倍；2008 年地级市医院的门诊费用更是高达 152.6 元和 6 557.1 元。而且医疗费用的增长速度远快于居民的收入增长速度，在 1989—2001 年，城镇居民人均收入增长了 544%，农村居民人均收入增长了 393%，而同一时期诊疗费和住院费分别增长了 965% 和 998%，分别是农民收入增速的 2.46 倍和 2.54 倍。医疗费用的过快增长超过了居民的经济和心理承受能力，全国第三次卫生调查结果显示，城乡患者中未就诊比例为 48.9%，38.2% 的患者未就诊是出于经济困难。在出院患者统计中，有 43.3% 的出院者（农村患者比例更是高达 67.3%）是自己要求出院，这些人之中

表 1－5 1990—2008 年综合医院门诊和出院病人人均医药费用统计

单位：元

年份	县属医院		地级市属医院	
	门诊病人费用	住院病人费用	门诊病人费用	住院病人费用
1990	8.1	309.9	11.9	624.0
1995	24.8	880.6	43.3	2 205.8
2004	77.3	2 089.5	124.1	5 121.9
2006	84.7	2 241.3	132.3	5 351.6
2008	98.9	2 712.0	152.6	6 557.1

资料来源：中华人民共和国卫生部：《中国卫生统计年鉴 2009》，第 96 页。

[①] 潘学峰：《每个人的医学》，北京：化学工业出版社，2007 年，第 15 页。
[②] 中华人民共和国卫生部：《中国卫生统计年鉴 2009》，第 307 页。

63.9%是由于经济困难，无力继续支付医疗费用而出院的。农村居民应住院而未住院比例为 30.3%，未住院的原因中，经济困难这一因素占到75.4%之多。①

四、政府与社会卫生支出比例下降，公共卫生服务有待提高

与此同时，政府财政支出中用于卫生事业的比重逐年降低。在1978—2000 年的 23 年间，政府卫生费用支出比例从 32.2%降至15.5%，低于大多数发展中国家，2005 年以来政府财政支出比例有所回升。与此同时，卫生费用中由社会保障支付的比例也从 1978 年的47.4%降至 2000 年的 25.6%。卫生总费用中公共支出部分（包括政府预算和社会保障两部分）比例缩小的同时，个人卫生费用支付比例则有了大幅提高，已由 1978 年的 20.4%提高到 2000 年的 59.0%，提高了 38.6个百分点（表 1-6）。

表 1-6　1978—2007 年卫生费用支出比例及人均费用统计

年份	政府卫生支出比例（%）	社会卫生支出比例（%）	个人卫生支出比例（%）	人均卫生费用（元）		
				合计	城市	农村
1978	32.2	47.4	20.4	11.5		
1980	36.2	36.2	21.2	14.5		
1985	38.7	33.3	28.5	26.4		
1990	25.1	39.2	35.7	65.4	158.8	38.8
1995	18.0	35.6	46.4	177.9	401.3	112.9
2000	15.5	25.6	59.0	361.9	813.7	214.7
2005	17.9	29.6	52.2	662.3	1 126.4	315.8
2007	20.4	34.5	45.2	854.4	1 480.1	348.5

资料来源：中华人民共和国卫生部：《中国卫生统计年鉴 2009》，第 84 页。

政府与社会卫生支出的减少很大程度上造成了公共卫生领域上的群众自费现象。王世勇等人通过对两个县的案例研究发现，50%的公共卫生支

---

① 卫生部统计信息中心：《第三次国家卫生服务调查分析报告》，第 3-11 页。

出是由患者资费负担的，这对卫生服务的覆盖率无疑会产生负面影响。[①]另外，始自 20 世纪 80 年代的市场化改革，使得以经济效益为中心的医疗机构只注重药品和高科技服务，忽视了具有成本效益的基本预防及核心公共卫生服务职能。公共卫生机构也不断扩大营利性服务活动，例如卫生检查、免疫、临床服务等，而忽略了大部分不能收取费用的服务项目。艾滋病、非典、禽流感等传染病及居民的营养性疾病的发生凸显了中国公共卫生方面的严峻形势。

改革开放以来，公共政策在中国的"市场化"程度迅速超过了社会主义的苏联和东欧，它因此破坏了中国大部分的社会承诺和福利基础，使几代革命者用血汗换来的人力资本的积累几近付之东流。[②] 2000 年世界卫生组织对 191 个成员的医疗系统进行评估。在所有被评估的国家中，中国排名第 144 位。在医疗筹资公平性方面，中国排名甚至更差，位列倒数第四。[③] 主要表现为卫生服务的地区差距、城乡差距和阶层差距上。对比 20年前中国的医疗体制所赢得的广泛赞誉，这的确是一个巨大的、令人深思的反差。按照王绍光的说法，中国在过去的二十五年间已经成长为一个巨人，但这个巨人拖着两条瘸腿，一条是医疗体制，另一条是教育体制。[④]国务院发展研究中心的调研报告也指出，近 10 多年来，中国医疗体制已在较低的水平上患上了"美国病"，即卫生费用大幅攀升、医疗卫生服务非常不公平、卫生资源利用率低下、人们的健康指标停滞不前甚至恶化。[⑤] 改革前后的强烈对比使得在中国重建一个廉价且公平的医疗保健体系成为一种全民期待。2007 年 10 月召开的党的十七大上，中央政府强调，必须在经济发展的基础上，更加注重社会建设，着力保障和改善民生，推进社会体制改革，扩大公共服务，完善社会管理，促进社会公平正

① 王世勇、赵郁鑫、孙强等：《公共卫生：中国两个县的案例研究》，中国农村卫生 AAA 项目背景报告，2006 年。转引自世界银行：《中国农村卫生改革报告》，第 119 页。

② Lin Chun, the Transformation of Chinese Socialism, Durham: Duke University Press, 2006, p. 267.

③ 国务院发展研究中心课题组：《对中国医疗卫生体制改革的评价与建议》，《中国发展评论》，2005 年增刊第 1 期。

④ 王绍光：《巨人的瘸腿：从城镇医疗不平等谈起》，《读书》，2005 年第 11 期。

⑤ 国务院发展研究中心：《对中国医疗卫生体制改革的评价与建议调研报告全文》，第 43 页。

义，努力使全体人民学有所教、劳有所得、病有所医、老有所养、住有所居，以最大限度地增加和谐因素。其后，新型农村合作医疗覆盖范围的扩大、筹资与补偿比例的调整、公共卫生服务项目的不断增加，种种举措表明了政府为建立健康的卫生保健体系、维护和促进社会公平正义，正在做出努力。

结语

七十余年来的国家探索与实践经验

　　1945 年的中共七大上，毛泽东曾指出："所谓国民卫生，离开了三亿六千万农民，岂非大半成了空话?" 1965 年 6 月 26 日，他有感于当时的医疗形势，又焦灼地批评道："卫生部不是人民的卫生部，改成城市卫生部或城市老爷卫生部好了。……把医疗卫生工作的重点放到农村去嘛!" 1985 年 9 月，邓小平指出，思想文化教育卫生部门，都要以社会效益为一切活动的唯一准则，它们所属的企业也要以社会效益为最高准则。1996 年，江泽民在全国卫生工作会议上指出，卫生工作要以农村为重点，加强农村卫生工作，关键是发展和完善农村合作医疗制度。2003 年初召开的中央农村卫生工作会议上，胡锦涛说，要把解决好三农问题作为全党工作的重中之重，摆在更加提出的位置，大力加快农村卫生建设，提高农民健康水平。2007 年，中共十七大报告明确提出，到 2020 年要建立一个人人享有基本医疗卫生服务的制度。建立基本医疗卫生制度要以农村为重点，坚持公共医疗卫生的公益性质。

　　上述主要领导人各阶段的谈话显示着不同时期中国卫生事业的目标、方向与侧重点。通过观察一个社会所产生的梦想，可以更多地了解到这一社会及其居支配地位的价值观，对中国共产党领导的卫生事业的考察也可基于这样一种视角。通过各个阶段中央对卫生事业，特别是农村卫生事业的性质与目标定位、卫生事业所产生的效果等的分析，我们可以更好地理解中国卫生事业探索中所形成的现代传统[①]及其支配中国卫生事业的基本

---

　　① 黄宗智在《悖论社会与现代传统》一文中指出，在卫生领域，中国并未照搬现代西方医学知识及其理论和价值观，而是从农村实际出发，融合中西医学，最终形成了既符合现代又符合中国实际的现代传统和实践逻辑。而民主、社会公正、中西结合、从实践出发的认识等代表了现代中国的理念传统，是衡量中国现代实践传统的标准。参见〔美〕黄宗智：《悖论社会与现代传统》，《读书》，2005年第 2 期。

价值取向。

第一节　医疗卫生实践中的现代传统

从新中国成立到 20 世纪 80 年代中期的 30 多年间是中国农村卫生工作兴起与逐步发展的时期。这一时期制定了全国卫生工作的四大方针；继承了中国人民解放军和革命根据地的经验，汲取了旧中国原有的经验并学习了苏联的经验，走出了独具特色的中国卫生道路；建立了适合农村情况的合作医疗制度，培养了大批基层医务人员，完善了基层医疗保健服务网络；在防治流行性疾病和妇幼卫生方面取得显著成绩；中医政策得到全面落实，中医工作出现了崭新面貌。中国没有完全接受西方的现代医学知识及其理论和价值观，而是从农村实际出发，接受、利用并改造了若干旧传统，在此基础上与西方现代医学体系相结合，形成了富有中国特色的现代传统[①]。

改造旧式产婆是其中之一。中国共产党巧妙地利用了旧式产婆这一群体，在认可其经验认识的基础上，采取了最为简单廉价的办法授予她们必要的、基本的现代卫生常识，将大批旧式产婆改造为新法接生员，孕、产妇和新生儿患病率、死亡率显著降低与新法接生员在乡村的普及有很大关系。[②]

对待传统医学和现代医学的态度，是形成现代中国传统的又一典例。对待中西医，中央历来的态度是，帮助中医整理其经验使其科学化，丰富西医经验使其中国化。西医化的卫生制度往往只见效于大城市，并不能对当时农村的卫生制度起到实质性的改革作用。中国巧妙地躲开了西方现代与现代传统非此即彼的二元对比困境，从几十年的农村实践经验出发，在

---

① 杨念群认为，20 世纪 30 年代的定县医疗改革即属于医疗领域上现代传统的复杂设计，本书侧重对新中国成立后乡村医疗卫生领域内新政权主导的现代传统的分析。参见杨念群：《再造"病人"——中西医冲突下的空间政治（1832—1985）》，第 412 页。

② 乡村建设派在社区卫生实验中曾提出重新培训现有乡村产婆的设想，但当时产婆多由农村有生育经验的妇女兼任，她们大多没有可能脱离家庭参与新式接生训练，而受训的助产士则不会进入到落后的乡村。

如何解决农村医疗问题上成功地走上了团结中西医使其发挥各自优势，进而最大化整合卫生资源的道路。这种"中西医合作"的卫生原则不仅在新中国成立前，而且在新中国成立后的卫生事业中都发挥着重要的作用。鼓励群众挖掘中草药、自制中药针剂，改造与培训传统中医、民间散医游医，组建联合诊所，倡导利用传统单方验方、针灸拔罐、按摩推拿等，这些有效缓解了农村缺医少药的困境，卫生事业以最少的投资获得了相对较大的健康收益。这种在对旧传统改造与利用基础上形成的中西并存下的新传统也是新中国成立以来农村卫生工作成效显著的重要原因。

为何要团结中医？第一，中医本是中国文化的历史遗产，在辨别症候和治疗技术上均有一定经验积累，保存下来许多有效的单方验方。第二，中医数量很多，几乎遍布乡村。以华北地区为例，新中国成立前夕华北有中医十万余人，西医仅四百余人，中医是群众治病的主要求助对象。第三，中医诊病用药的方法简便，随时随地就可诊病开方，一般中药单方，不仅群众熟悉，而且简单易得。[①] 中国80%的人口在农村，农民经济困难，他们最希望的是花钱既少、效果又好的治疗方法，中医药在农村有广阔的市场，利用和改造中医药可以在乡村建立起低水平、高覆盖的医疗网络，满足民众对医药的渴求。全盘西医则只能走上为少数人服务的道路，这是与医药卫生工作的宗旨背道而行的，也是以毛泽东为首的共产党人深恶痛绝的。要解决我国在20世纪50年代主要存在于农村的卫生问题，利用中医是有实效的。当时农民得不到任何其他形式的医疗，在这种情况下去损害农民对传统医学的信仰是一种不负责任的行为。[②]

对中医药的提倡，直接目的是提高国人身体素质和民族自信心，进一步来讲，则是与中央的政治构想相关。中西医相结合是要通过"学外国织帽子的方法，织中国的帽子"[③]，创造中国的独特的新东西。在卫生事业上，团结中西医，创造中国新医学的举措从卫生建设的角度反映了新政权探索现代化建设的中国式道路的努力，也反映了中央政府的治国理念：从

---

① 《开展群众性的卫生运动》，《人民日报》，1948年2月25日。

② 陈志潜：《中国农村的医学：我的回忆》，第137页。

③ 中共中央文献研究室：《共和国成立以来毛泽东文稿》，第6册，北京：中央文献出版社，1992年，第180-181页。

中国实际出发，探求适合自身发展的独特道路，而非盲目因循别国经验。

组织农民实现合作，创办农村合作医疗制度也是中央在吸收中西、古今经验基础上做出的创新性成果。以毛泽东为首的中国共产党人强调了把农民组织起来的重要性与可行性。农民不仅可以组织起来，而且可以通过群众集体的力量改天换地，使得"旧貌换新颜"。因势利导引导农民开展合作医疗是中国共产党人在卫生事业上倡导合作化的一大体现。

对于中央政府来说，面对 6 亿农民的泱泱大国，解决医疗难题的关键首先是缓解农村缺医少药的问题，卫生工作的重点应该放在农村、农民身上，毛泽东提出"把医疗卫生工作的重点放到农村去"，实质上就是一个卫生工作的大普及运动，在普及的基础上提高。这种提高，不是盲目搬用城市的一套，更不是无批判地沿用外国的办法，而是根据我国农村的实际情况，根据我国医药卫生工作的民族特点和革命传统，创造出自己的一套社会主义卫生工作的方法。在农村开展合作医疗，培养在地化的卫生人员；在城市，下放医务人员去为农民服务，正是中央从实际出发创造出来的一套社会主义卫生工作的方法。

那么，为何只有中国共产党能够最终成功地"构建"起农村合作医疗制度呢？

20 世纪上半叶，国民政府、乡村建设派和中国共产党都曾倡导开展过农村合作运动。国民党主要搞的是农村信用合作，强制性很大；乡村建设派开展的农村合作运动以平民教育为主。中国共产党的合作运动集中在劳动力和卫生合作两个方面，农民自愿的成分更多一些。^① 其中，合作医疗制度是我党开展农村合作化运动的典型成果之一。笔者前文已有所述，乡村建设实验为后来农村合作医疗的出现提供了技术借鉴，根据地的保健社和卫生合作社的开展运营是合作医疗的前奏，合作医疗真正出现于20世纪 50 年代的农业合作化运动中。

农村合作医疗制度是我党在特定历史条件下"构建"的一种独特的卫生制度。它之所以成为新中国卫生制度的新传统，就在于它既不是对中国古代互助共济传统的简单继承，又不是对西方合作社制度的简单模仿，也

① 徐畅：《1929—1949 年国共两党农村合作比较研究》，《社会科学辑刊》，2004 年第 6 期。

非对西方现代医学体系的照搬照用或者简单抛弃，而是将传统中医药、医疗互助共济组织、西方合作社及其医疗技术进行全面吸收、改造与重组，进而构建出了既有革命性、现代性，又富有传统性和历史继承性的新事物。在合作范围的选择上，中国共产党也走出了宗族互助的传统大门，较多地强调以生产大队（村）为网络进行规整，可以说是既坚持了村落格局，又避开了宗族传统，合作医疗的施行是在传统中进行的重构。

中国共产党的另一大创造是在卫生事业上同样坚持了群众路线。群众卫生运动的开展是中国的一项创造性举措，讲求清洁卫生的根本精神，是为了消灭疾病，人人振奋，移风易俗，改造国家；是要"把一个被旧文化统治因而愚昧落后的中国，变为一个被新文化统治因而文明先进的中国。"与民众健康和卫生习惯相关的卫生运动不仅关乎民众身体康健、环境清洁，也关系着经济建设、文化和技术革命，更重要的是它还与整个国家的政治气氛联系在一起：在清洁个体的同时，还要"清洁"国家；在完成个人卫生行为改造的同时，更要实现新国家的社会改造目标。为此，中共提出了"破除迷信、移风易俗、改造国家"的口号。此处的"迷信"绝非乡野陋俗如此简单，它还指代迷信外国、迷信权威、迷信技术等多个方面[①]。新中国不仅要涤荡旧社会的污泥浊水，净化社会风气，还要打破帝国主义的阴谋诡计和资产阶级的技术垄断，依靠人民的力量同疾病作斗争，以扬中国之士气，提中国之地位。群众卫生运动的开展体现了我党一切为了群众，一切依靠群众，从群众中来，到群众中去的思想，也体现了共产党领导全国人民艰苦奋斗、自力更生以求得发展的优良传统。

在群众卫生运动中，传统依然被很好地嵌设在了卫生实践中，为民众长期所遵循的许多卫生保健活动和习俗为我党所利用。如中国古代即已出现的"黎明即起，洒扫庭院"的卫生习惯，小年（腊月二十三日）的除尘

---

① 1958 年题为《破除迷信 解放思想》的文章，对卫生工作方面的"迷信"所包含的内容进行了阐述：a. 迷信外国，不相信自己。b. 迷信专家、权威，忽视群众、新生力量。c. 迷信科学技术，忽视政治。d. 迷信规章制度，脱离实际。e. 迷信正规，追求形式。f. 迷信公文，文牍主义。彻底破除迷信，就要彻底树立群众观念，真正相信群众无穷的创造力。卫生事业是群众共同的事业，卫生科学技术同样也是群众共同的事业，都要毫无例外地走群众路线依靠群众去完成。参见《破除迷信 解放思想》，《健康报》，第 649 期，1958 年 6 月 18 日。

迎新，清明节的节食更衣、端午节的驱虫避疫，重阳节的秋游登高等。这些都是平民大众在日常生产生活中形成的卫生保健活动和习俗。这些优秀的卫生文化，在开展卫生运动的过程中得以继承和发展，有的被纳入爱国卫生运动内容中，如"除四害"、"两管五改"、治理"脏、乱、差"等；有的被作为制度规定下来，如机关、学校的周末义务大扫除等。

同时，新旧对比，忆苦思甜的诉苦机制也被很好地应用在了卫生领域。开展卫生运动之前的辩论、诉苦恰到好处地调动起了民众的热情和积极性。合作医疗、预防接种、新法接生、除四害、种植中草药、宣传卫生小常识等，中国共产党领导群众开展卫生事业的过程，几乎就是一个被民众一一验证的过程。当群众感受到明确受益时，他们的积极性才能点燃。当然，我党富有特色的其他策略也在卫生运动的开展中有明显的体现，如抓典型、树榜样、以点带面等，在此不再赘述。

新中国成立后，巡回医疗也被政府纳入卫生实践中。自20世纪50年代开始就有各种形式的医疗队穿梭游动在地域广阔的乡村大地上，竭尽全力地改变着社会底层特别是市镇之外的农民缺医少药之局。医疗队，有来自城市的，有的出自军队，还有以"土改"或"四清"工作队的名义下乡的。毛泽东本人对资产阶级个人主义思想的深恶痛绝，以及我党时刻强调的与工农群众相结合、全心全意为人民服务的宗旨，都推动了巡回医疗工作的深入开展。

在上述卫生实践中，我国政府在洋为中用、古为今用的原则下最终形成的既异于西方，又迥于前代的现代传统和实践逻辑。不论是对传统中医药资源的利用与改造、合作医疗的摸索与开展，还是群众性卫生运动的普及，这些现代传统凸显了我党在长期的革命与建设实践中一以贯之的理念：实事求是，一切从实践出发、追求社会公正、坚持中西结合以为创新服务等，它们代表着现代中国的理念传统。这样的理念传统与实践逻辑相结合，使得中国走上了一条符合自身国情的合适的道路，中国在几十年的探索中所形成的现代传统应该为今日中国的卫生改革提供思考和借鉴。正如黄宗智所言，今天的中国，完全可以挖掘其近现代实践中可取的传统与逻辑，并明确其现代传统中的可取理念。同时，还要根据中国自己近现代的理念来对过去和当前的负面实践做出总结和批判，为中国选择一条合适的道路。①

第二节　医疗卫生实践中的价值取向与政府职责

> 世界许多地方，大多数人被贫困、无知和疾病所困扰。医学界一定要与这些困扰作斗争。如果不这样做，或者，甚至使情况恶化（如果医生利用他们的专业技术知识加重人们的经济负担），那么这个社会就是走错了路。在一个公平的社会中，高质量的医疗保健应使所有的人受益。

> ——陈志潜

中国共产党领导的卫生事业，其宗旨是全心全意为人民服务。面向工农兵、预防为主、团结中西医、卫生工作与群众运动相结合是新中国成立之初即已确立的四大卫生原则，它们与"把卫生工作的重点放到农村去"的种种举措一起，共同体现着我党致力于调解现代经济发展手段与社会主义目标之间的矛盾，缩小工农、城乡、脑体差距的努力。这也是中国政府为改变农村缺医少药状况，确保农民享受基础医疗卫生服务，将村庄纳入现代国家公共福利职能网络的一次重要尝试。

集体化时代中国卫生事业取得显著成就的基本经验正是坚持"把医疗卫生工作的重点放到农村去"，以农村合作医疗为基础在二元社会框架内最大限度地实现了卫生公平与正义。② 可以说，改革开放前中国的卫生事业有三大特色：第一，卫生事业是福利事业；第二，卫生事业有两种所有制，一种是国家所有制，另一种是集体所有制；第三，卫生事业坚持了低投入与高效益，充分发挥了中国传统资源的优势。香港学者王绍光认为，改革前的医疗卫生服务是大众能够负担得起的，也很公平，从根本上说就

---

① ［美］黄宗智：《经验与理论：中国社会、经济与法律的实践历史研究》，北京：中国人民大学出版社，2007年，第469页。

② 李德成：《合作医疗与赤脚医生研究（1955—1983）》，浙江大学，2007年，第78-82页。

是因为它建立在公平的社会规范之上。①

新中国在成立后30年间所发展起来的独特的卫生体制很大程度上是由当时的政治、经济、社会和意识形态基础决定的。20世纪80年代以来的市场经济改革彻底地动摇了这些基础，并随之引发了扎根其上的卫生体制的瓦解。改革后的医疗卫生体系体现着市场经济改革者创建的新型社会体制的政治、经济、社会和意识形态特征。② 不可否认，商业化、市场化走向的体制变革带来了中国卫生事业的整体提高：通过竞争以及民间经济力量的广泛介入，医疗服务领域的供给能力全面提高；医疗服务机构、医务人员以及医疗器械数量等都比计划经济时代有了明显的增长；所有制结构上的变动和管理体制方面的变革以及多层次的竞争，也带来了医疗服务机构内部运转效率和从业人员积极性的提高。

然而，随着卫生体制改革的进一步深入，它所暴露的问题也愈来愈严重。具体来说，市场经济对医疗工作的干扰集中表现为：干扰和动摇医疗卫生服务事业救死扶伤、全心全意为人民服务的根本宗旨；干扰和破坏医疗卫生机构按照区域规划的原则合理布局，加剧了医疗卫生资源分配利用的不公，引起广大农民的不满；干扰和削弱以公有制为基础的社会主义卫生事业，不利于巩固和加强公有制的主体地位。③

1975年，一部名为《春苗》的电影红遍中国。电影描述的是江南水乡朝阳公社湖滨大队的女赤脚医生春苗的故事。阿方嫂的女儿小妹得了急性肺炎，高烧不止，村里的巫婆贾月仙骗钱害人，公社卫生院的医生钱济仁见死不救，院长杜文杰沉迷于研究养身疗法，小妹最终惨死于医院。这件事深深地触动了身为妇女队长的春苗，她克服困难最终成为一名全心全意为贫下中农服务的赤脚医生。在其后的"文化大革命"中医院走资派也受到批斗。当然，这部电影的政治化色彩不能否认。几十年后我们却看到了这则故事中似曾相识的影子：巫婆神汉大有人在，农民信众居多；入院先交押金，没钱无人问津；农民卫生知识匮乏，看病难、看病贵现象大量存在。

2008年，香港《太阳报》曾报道过北京某医院要求遗体抵债的事件：

① 王绍光：《政策导向：汲取能力与卫生公平》，《中国社会科学》，2005年第6期。
② 陈美霞：《大逆转：中华人民共和国的医疗卫生体制改革》，经济史论坛，2001年。
③ 张自宽：《在医疗卫生领域如何对待市场经济问题》，《中华医院管理》，1991年第3期。

一个河南民工的妻子因为产后出血死在北京一家医院，并欠下 53 万元巨额医疗费。这名河南民工在支付了 4 万元之后再无力偿还医疗费用，妻子的遗体在医院冷冻保存半年。后来医院要求该男子将妻子的遗体捐献作医学解剖用，以往债务即可一笔勾销，否则，医院就不同意他带走妻子的遗体。① 报道指出，中国的医疗体制改革以市场化为主导，将全国亿万民众悉数推入市场化的漩涡。

20 世纪 50 年代南方十三省群众大战血吸虫病的事迹成为新中国防疫史上浓墨重彩的一笔。然而，当中国跨入 2004 年时，关于血吸虫却有了另外一组数字：2004 年全国有血吸虫病人 84.3 万人，其中晚期病人 2.9 万人，尚未控制传播的县市有 109 个，钉螺面积 38.5 万公顷。疫情最为严重的省份为湖北、湖南，分别占全国血吸虫病人总数的 34.64％ 和 25.15％。据各省疫情监测统计，1999—2004 年已有 38 个达到血吸虫病传播控制或传播阻断标准县（市、区）疫情出现回升。②

有学者指出，20 多年来的医疗改革实质是放弃社会正义而追求市场正义。③ 这场改革导致了"断裂社会与统一医疗市场的并存"④，使得农民成为医疗市场上最大的弱势群体，一些农民因为缺少基本的医疗保障，难以承受疾病风险。医疗改革也使得中国卫生筹资与分配的公平性明显下降，不少学者将中国医疗保健的公正问题归结为市场化，认为市场化必然导致医疗保健提供的不平等，在医疗保健资源分配上，政府应起到主导作用。⑤

在谈及计划经济时代政府在农村教育与卫生方面的投资减少时，高默波认为，投资的削减并非由于资金不足，而是政府思想体系和政策取向的

① 《遗体抵债残忍，医疗体制残酷》，香港《太阳报》，2008 年 1 月 25 日。

② 唐铮：《送瘟神——"血防"：新中国第一场疫控战争》，《北京日报》，2007 年 8 月 28 日。

③ 所谓"市场正义"，即个人依据自身能力，通过努力获得相应的地位、财富与幸福。参见龚群、王群会：《中国医疗改革：道德与正义的考量》，《吉首大学学报》（社会科学版），2009 年第 2 期。

④ 孙立平：《断裂社会中的农村医疗》，《经济观察报》，2003 年 7 月 7 日。

⑤ 如杜治政认为，医疗保健应体现人道主义精神，如果由市场决定分配，就违背了人道主义精神。王绍光也指出，以市场为导向的医疗改革把曾经依靠国家财政补贴的公共医疗保健机构转变为利润追逐者。参见杜治政：《医学伦理学探新》，郑州：河南医科大学出版社，2000 年，第 282 页；王绍光：《政策导向：汲取能力与卫生公平》，《中国社会科学》，2005 年第 6 期。

改变，他们相信市场化是实现中国富强梦想的唯一道路，穷人和弱势群体不可避免地要承担资本原始积累阶段带来的后果。这种观念和态度被主流经济学家进一步强调，自 20 世纪 80 年代以来成为主流话语。[①] 国务院发展研究中心的调研报告指出，中国卫生效率和公平问题根源主要不在于缺少公共资金，而在于缺少社会公正的价值观和有效的政府管理。[②] 笔者较为赞同此观点，因为作为制度的市场本身并不具有决定性，它在不同的地方，有不同的理念和政治导向，可以服务于不同的目标，以不同的形式运行，并产生截然不同的社会后果。因此关键在于制度的操作者以何种价值观念、何种方式进行运作。一个理性的健康的社会不能被市场所左右，或为利润所驱逐，而应利用市场的力量实现资本积累以满足社会和人民的需要。[③] 致力于全体国民的服务供给，是中国经济持续发展的决定性条件之一，也是整个社会的道义责任。

与其他服务相比，医疗服务最根本的特点首先在于，它是一种社会公益性福利事业，它追求的目标是消除疾病，确保生命健康，而不是或主要不是经济目标。在医疗保健工作重心选择问题上，将经济利益放在首位必然出现轻预防重治疗，轻常见多发病重大病，轻适宜技术重高新技术的倾向，并导致过度医疗现象的出现。其结果是改革开放以来中国的卫生总投入在增加，医疗卫生服务价格在迅速攀升，但全民综合健康指标并未得到同步改善。要解决中国现今的医疗卫生难题，首要的是中国医疗保健制度应该确立公平正义的价值取向，放弃市场化道路，重回政府主导的道路上来。

一个健康的现代社会应当是一个富裕、文明同时公正的社会。医疗公正是社会公正的重要组成部分，是社会医疗活动领域的一种基本价值观念

---

① Mobo Gao, *the Battle for China's Past*：*Mao and the Cultural Revolution*，London：Pluto Press，2008，pp. 166 - 174. 同样的观点可见于莫里斯·迈斯纳：使国家"富强"的目标可以满足中国民族主义者的激情，但它并不一定能产生建设理想社会的动力，也不可能感召许多人为马克思的乌托邦而奋斗。参见［美］莫里斯·迈斯纳：《马克思主义、毛泽东主义与乌托邦主义》，第 216 页。

② 国务院发展研究中心课题组：《对中国医疗卫生体制改革的评价与建议》，《中国发展评论》，2005 年增刊 1 期。

③ 林春：《承前启后的中国模式》，《读书》，2006 年第 4 期；林春：《家国沧桑：改革纪行点滴》，第 255 页。

与准则。社会主义社会的医疗公正，首先要确保一切社会成员享有基本医疗服务方面的权利平等，亦即机会平等或起点平等。社会必须更多地注意那些天赋较低和出生于不利的社会地位的人们，按照平等的方向补偿由偶然因素造成的倾斜。① 其次，社会主义社会的医疗公正要保障基本医疗权利平等与实际社会效益的最佳结合。社会主义医疗公正在保障社会成员享有基本医疗权利的基础上，应根据现实的差距采取有效措施来限制、调节和扶助，以使人们的利益分配尽可能地达到公正。

基层社会的基本医疗保健服务属于需要政府干预和支持的公共卫生事业，是现代社会所倡导的主流价值观念。② 2000 年的世界卫生报告中，世卫组织总干事格罗·哈勒姆·卢纶特兰女士对于国家职责作了如下总结：一个国家卫生系统运行的最终责任在政府。谨慎地和尽职地管理人口健康事务是一个绩效良好的政府最本质的东西，人们的健康始终是国家的一个重点；政府对此负有连续的和长久的职责。③ 仅靠市场的力量解决医疗保健的分配问题并不能保证医疗保健公正，医疗市场在政府干预下才有可能实现医疗保健公正的信诺。政府的重要职责是促进社会公正，在医疗保健服务提供上，政府有责任通过调解措施为弱势和贫困人群提供基本医疗保健。

要解决中国的医疗难题，需要政府改变政策导向，树立公平的价值观，对医疗卫生事业进行有效调控与管理，从而能够在重建覆盖全体居民的卫生服务体系中发挥更大作用。具体来说，政府至少应在两个方面有所作为：提供公共医疗保健服务、保证卫生筹资公平。在医疗服务的提供上，政府在配置资源时应向贫困人群倾斜，医疗投资重点应该放在广大农村地区。医疗服务应重点关注基层常见病和多发病，保证弱势群体的基本医疗保健需求，实现医疗保健服务的普遍覆盖。在卫生筹资问题上，公平意味着根据人们的支付能力而不是所获得的医疗服务来付费。更具体来说，公平的医疗筹资至少应符合两个标准：第一，公平的医疗筹资要求有

① ［美］约翰·罗尔斯：《正义论》，第 96 页。
② 朱玲：《政府与农村基本医疗保健制度选择》，《中国社会科学》，2000 年第 4 期。
③ 世界卫生组织：《2000 年世界卫生报告》，北京：人民卫生出版社，2000 年，序言第 3 - 4 页。

高水平的风险分担机制，个人不应为因病就医而倾家荡产；第二，穷人的收入往往多数用于满足食物、住房等基本生活需求，他们向医疗体系支付的费用应该比富人少。[①]

多年来，城乡之间、地区之间、不同收入群众之间在医疗卫生资源与服务占有上所存在的差距，以及群众看病难、看病贵等问题，始终是影响社会和谐的一个突出问题。

近年来，中国政府已经采取了积极的措施来改变现状。建立起完善的人人共享的、安全、有效、方便、价廉的医疗卫生服务，是政府一直以来着眼于实现的目标，近年来采取的一系列具体措施也取得一些明显的成效。2007 年 10 月召开中共十七大上，提出的社会主义和谐社会的民生建设目标是：学有所教、劳有所得、病有所医、老有所养、住有所居。其中"病有所医"就是要坚持公共医疗卫生的公益性质，建设覆盖城乡居民的公共卫生服务体系、医疗服务体系、医疗保障体系、药品供应保障体系，为群众提供安全、有效、方便、价廉的医疗卫生服务，不至于使群众因贫困看不起病，也不至因病致贫，因病返贫。种种迹象表明了中央政府政策导向的变化，也预示着中国在卫生领域的"第二次改革"，注重调解经济发展与分配正义、现代经济发展手段与社会主义目标之间的矛盾。

---

① 王绍光：《巨人的瘸腿：从城镇医疗不平等谈起》，《读书》，2005 年第 11 期。

第二篇

何处寻医:
乡村的医疗卫生探索与变革

　　河北省昌黎县泥井镇侯家营村藏有的珍贵文书档案详细记录了 1949 年以来该村医疗卫生事业的开展状况。侯家营七十余年来在医疗卫生事业上的发展历程表明,集体化时代农村医疗卫生事业不仅成效显著,而且形成了基于农村经验、符合农村实际的现代中国模式,体现了集体化时代医疗卫生体制的创新性与进步性。同时该时期农村医疗卫生建设中形成的价值理念与实践经验对当下农村医疗卫生改革仍具有参考价值。

侯家营：一个乡村上演的医疗卫生故事

笔者十分乐意以四个不同的镜头带领读者走进本书所要描述的这个中国村庄。

镜头一：1942 年的秋天，侯家营

一位满脸焦虑的农妇匆匆行走在乡村破败的土路上，她正赶往村西的老爷庙。家里年幼的儿子淋雨受寒，高烧不止，她给孩子熬了从镇上药铺抓来的几服中药，儿子喝毕却不见好转。她想赶紧给庙里的关帝和财神老爷上两炷香，希望他们能够保佑自己唯一的儿子快点好起来。

镜头二：1970 年 9 月底，侯家营

大队保健室里，陈百林正在给社员看病，作为大队的赤脚医生，他基本掌握了大部分社员的常犯病。询问完病人的情况，陈提笔写下了处方。医务室外的街道上，几个年轻社员正在清除路边的污泥，卫生员背着喷雾器在墙角进行消毒，刚刚粉刷好的墙上的红色标语在阳光下分外耀眼——把医疗卫生工作的重点放到农村去！

镜头三：2007 年 11 月 24 日，泥井卫生院

注射室里，医生刚刚给侯增年输上液。五十多岁的侯增年是侯家营村民，他得了脑血栓，这些天一直在卫生院输液。旁边的床位上，几个邻村的老人也在输液。此刻，躺在病床上，侯增年想着，今年第一年加入新农合，① 只交十块钱，像这样的输液就能报销 55%，自己少掏一半多，要在往年这样连续输液十几天，自己是如何都不舍得的，等下个月一定要把明年的合作医疗款交上。

镜头四：2016 年 3 月的一天，昌黎县中医院

县中医院的门诊大厅一派繁忙，其中最引人关注的是慢性病审核窗

---

① 注：新农合即新型农村合作医疗的简称，下同。

口，手里拿着慢性病审核资料的老百姓有序地等待着工作人员审核。这是昌黎县一年一度的新农合慢性病评审鉴定工作，县中医院专门抽调了一部分医护人员参与此次评审。中医院的院长说，这几年农村慢性病患者门诊医疗费负担很重，现有新农合报销比例也不高。今年的新农合政策有了变化，慢性病评审病种增加了高血压3级，心肌梗死，冠心病，这些慢性病患者的经济负担今年会小一些。

......

以上描述并非杜撰，笔者只是将发生在不同时代的侯家营村民身上的久远或近期的故事进行了部分复原和讲述，读者或许已经发现了它们的共同之处：都是关乎村民病与治的故事——这，正是本书所要讲述的。

侯家营是20世纪40年代满铁惯行调查的六个村子之一，该村位于华北平原东北部，是河北省昌黎县泥井镇下辖的行政村。交通便利，纵贯县境的抚（宁）昌（黎）乐（亭）公路从村西穿过，北距县城约9千米。该村现有居民1 000余人，经济收入以种植业（玉米、小麦）和养殖业（貉子、貂）为主，是一个以农业为主的普普通通的小村庄。

在本篇，笔者力图利用保留下来的侯家营档案资料和村民的口述回忆，将尘封在文本资料里的村庄历史从逝去的时间里解救出来，尽可能完整地描绘出七十余年来该村在医疗卫生方面发生过的故事和经历过的变化。作为中国大地上的一个普通村庄，侯家营既具有内生的独特性，又与其他村庄存在共同之处。笔者力求对该村进行深度描述，以挖掘出侯家营与其他村庄共通的东西，希望通过对侯家营的个案探讨，在一定程度上反映同期其他村庄的面貌。

有学者指出，建立强大的现代物质文明的梦想与提高处于底层农民的社会地位是中国革命持续向前的两种最重要的动力。[①] 新中国成立初期，优先发展重工业的举措是实现建立强大现代物质文明梦想的一种中国尝试。在完成土地改革以后，广泛开展农村合作化运动，是中央政府改变农民贫苦现状、提高农民社会地位的主要举措。与此同时，农村医疗卫生现状也亟待改善。农民看病瞧医仍以自费为主，有限的医疗卫生资源向享有

---

① ［美］费正清：《观察中国》，傅光明译，北京：世界知识出版社，2003年，第12页。

劳保医疗或公费医疗的城镇职工、干部倾斜。在合作化运动背景下，新政权开始在改善农村医疗条件、解决农民就医看病问题上发挥积极主动的引导与管理作用，乡村卫生事业取得初步成效。在侯家营史料文书背后的农村医疗卫生探索中，七十余年的征程中体现着中国政府对上述梦想的追求与努力。

　　美国学者陈佩华、赵文词、安戈在完成对华南陈村的描述之后指出，任何决策实施绩效的衡量都应以人民是否得到实利为刻度，决策的最终受益者应该是普通老百姓。① 这与笔者想要表达的主旨是完全一致的，如何评价中央政府各时期针对农村医疗问题采取的方针举措？如何评价中国农村在新中国成立后所经历的医疗制度变迁？最终的评价标准只能有一个——中国农民是否受益。

----

　　① ［美］陈佩华、赵文词、安戈：《当代中国农村历沧桑：毛邓体制下的陈村》，孙万国等译，香港：牛津大学出版社，1996年，第266页。

第一章

初步发展的乡村医疗卫生事业

　　针对新中国成立初期农村疫病流行、医药资源匮乏的局面，中国政府采取了多种措施发展农村卫生事业。随着合作化运动的开展和集体制的确立，政府在乡村医疗卫生事务的引导和管理上逐步发挥了积极作用，采取了多项措施改善农民就医环境。广大乡村逐渐有了自己的基层卫生组织，并陆续开展了卫生防疫、预防保健等公共卫生活动，乡村卫生事业取得初步成效。共和国前20年间，政府从自身指导理念和中国实际出发，以农村为重点，整合中国本土资源，借鉴西方医疗体系形成的现代中国模式，从卫生建设的角度反映了新政权探索现代化建设的中国式道路的努力。这一时期，乡村医疗卫生事业的起步为整个集体化时代乃至今日的乡村医疗卫生事业奠定了基础，指明了方向，其重要意义不应被忽视。

第一节　乡村医疗卫生事业的逐步发展

　　新中国成立之初，昌黎县医疗卫生状况较为落后。麻疹、疟疾、天花、细菌性痢疾、肺结核、肝炎等常见传染病仍在肆虐，新生儿死亡率依旧很高。全县仅有一家公立医疗单位（有医务人员18名），另有个体开业医生205人，大部分为中医。优先发展重工业的方针使得有限的医疗卫生资源向享有公费医疗和劳保医疗的城镇干部职工倾斜，农民看病仍以自费医疗为主。[①] 为缓解农村疫病流行、缺医少药的局面，昌黎县逐步建立健全了基层卫生组织，不断扩充医疗队伍。随着合作化运动的开展，县政府还引导农民陆续开展了卫生防疫、预防保健等公共卫生事务。

---

① 昌黎县地方志编纂委员会：《昌黎县志》，中国国际广播出版社，第549-555页。

一、建立健全乡村基层卫生组织，缓解缺医少药局面

新中国成立后，昌黎县的乡村基层卫生组织，有国家办的区卫生所、高级社办的保健站和医生集体办的联合诊所等，其中以联合诊所为主要形式。此外广大乡村还散居着许多个体医生（见表 2-1）。

表 2-1　1956 年昌黎县卫生机构统计

公立卫生机构			私立卫生机构			
单位名称	人数	说明	单位名称	机构数	人数	说明
机关门诊部	20	原卫生院，1956 年扩组	联合医院	2	103	公私联合医院 1 处
安山分院	15	原卫生所，1956 年扩建	联合医院	27	178	另有 8 个分诊所
卫生防疫站	9	新建	农业社保健站	7	37	另有信用社诊所 1 个
妇幼保健站	3	1953 年成立				
新集卫生所	8	新建	个人诊所	77	84	另有合营药店 1 处
泥井卫生所	5	新建	半农半医		48	
合计	60			113	450	

数据来源：《昌黎县人民委员会 1956 年卫生工作总结》，昌黎县档案馆藏，全宗 18 永久卷 10，1956 年 12 月 20 日。

1953 年，在中共中央"组织起来，开展合作化运动"的号召下，昌黎县部分私人开业医生自带药品、器械和资金折价入股组成了 28 个联合诊所，次年很快发展到 36 个。联合诊所属集体所有制医疗单位，有私人联合和公私联合两种组织形式，包括中医、西医和中西医联合诊所三种类型，各乡均有分布。医生除收费看病外，还包片负责各区卫生防疫、妇幼保健、巡回医疗的工作①。截至 1956 年，昌黎县 61.2% 的卫生机构参加了公私联合诊所。联合诊所是 20 世纪 50 年代初出现的新型医疗组织形式，也是人民公社化运动前农村基层卫生机构的主要形式。

随着农业合作化运动的开展，1954 年昌黎县开始培养农业生产合作

---

① 《昌黎县人民委员会关于全县卫生基本情况及联合诊所典型材料的报告》，昌黎县档案馆藏，全宗 18 永久卷 5，1955 年 11 月 28 日；《昌黎县卫生科关于农业生产合作社开展卫生工作的报告》，昌黎县档案馆藏，全宗 18 永久卷 5，1955 年 12 月 31 日。

社保健员。1956 年为了配合生产合作化高潮，生产队又配备了卫生急救员。在生产合作社保健员和卫生急救员的培训过程中，始终贯彻着"预防为主"原则，培训内容主要有个人卫生与环境卫生常识、传染病管理和简易外伤处理急救等。他们回社后能够处理简易外伤、急救，并能协助医生进行传染病的预防管理、妇幼卫生工作。此外，部分农业社由社员和社内卫生人员共同集资举办了保健站，方便了诊疗并允许社员看病赊账。保健站还与当地私人诊所或联合诊所订立合同，社员在诊所可享受一定优惠。昌黎县农业社保健站较少，多数农业社只有保健员或卫生急救员从事简单保健工作，社员患病仍需出外就医。针对农村疫病的流行，昌黎县还重点培养了一批基层防疫人员，负责社内的传染病防治工作[①]。可以说，农业社保健员、卫生急救员和基层防疫员，构成了新中国成立后昌黎县农村地区的第一支卫生队伍。

随着公社化运动的发展，农村卫生机构建设得到较大发展。1960 年，昌黎县建立县人民医院，原联合诊所、农业社保健站和区卫生所被合并改组为公社卫生院。1965 年，昌黎县开始举办半农半医培训班，为农村培养不脱产卫生人员[②]。该年秋侯家营大队成立保健室，推选 18 岁的侯增明参加半农半医培训。此外，生产队也逐步配备了卫生员和接生员[③]，农村地区逐步形成四级医疗保健网。

二、坚持预防为主，开展全民性的疫病防治运动

开展全民性的卫生防疫运动，降低民众疟疾、肠道蛔虫病等传染病和多发病的发生率，是新中国成立以后乡村医疗卫生工作的重要组成部分。近代以来，昌黎县的流行性传染病有麻疹、疟疾、流脑、细菌性痢疾、肺结核等，地方病则以黑热病、甲状腺肿和肠寄生虫病为主。新中国成立初

---

① 《昌黎县训练农业生产合作社保健员总绩》，昌黎县档案馆藏，全宗 18 永久卷 4，1954 年 12 月 30 日；《昌黎县农业卫生急救员训练计划》，昌黎县档案馆藏，全宗 18 永久卷 10，1956 年。

② 昌黎县政协文史资料委员会：《昌黎文史资料选辑（内部发行）》第 4 辑，1995 年 2 月，第 147 - 150 页。

③ 与原赤脚医生陈百林的访谈记录，2007 年 11 月 22 日；与原妇女主任尹英、村民叶盛文的访谈记录，2007 年 11 月 21 日。

期此类疾病仍是农民健康的主要威胁，农村地区开展了以卫生运动和预防接种为主的疫病防治工作。

　　开展爱国卫生运动是富有中国特色的卫生防疫方法。卫生运动采取了全民动员形式，以"除四害"①为中心，包括捕捉鼠雀、掏挖蝇蛹、粉刷墙壁、疏通沟渠、改造厕所、清除垃圾等。农业社卫生委员会统一部署社内各项卫生工作，保健员和卫生急救员负责具体卫生工作的开展。各区（乡）还建立了巡回防治和责任医生制度，由医务人员包片负责农村卫生运动和常见疫病的预防救治工作②（图2-1）。

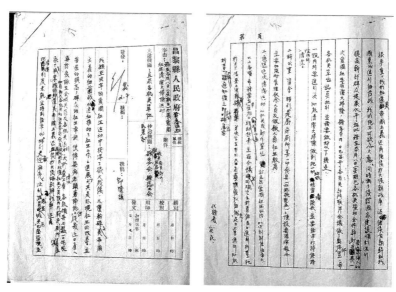

图2-1　《昌黎县人民政府关于在本月八日（星期日）

开展卫生清洁大扫除运动的通知》

资料来源：昌黎县档案馆藏，全宗18永久卷1。

　　昌黎县卫生防疫部门在各区建立了黑热病和甲状腺肿防治站，并组织大批医务人员分村分片进行预防接种。1950—1959年先后给群众接种牛

---

　　① "四害"即鼠、雀、蚊、蝇，1960年后以臭虫取代麻雀；《昌黎县人民委员会卫生科1956年卫生工作总结》，昌黎县档案馆藏，全宗18永久卷10，1956年12月20日。

　　② 《昌黎县卫生科关于农业生产合作社开展卫生工作的报告》，昌黎县档案馆藏，全宗18永久卷5，1955年12月31日。

痘、卡介、伤寒、乙脑等多种疫苗。1957 年和 1959 年，该县培训寄生虫防治人员对寄生虫病和钩虫病进行普查普治，并收到较好效果。从 20 世纪 60 年代开始，农村普遍用 DDT 或六六六粉喷杀白蛉进行消毒，加之农田广泛使用农药，黑热病感染率大幅降低。不过山区患甲状腺肿的仍较多，这一时期并未得到有效根治。①

三、整合中医中药，坚持中西结合、自力更生、勤俭办医

"面向工农兵、预防为主、团结中西医、卫生工作与群众运动相结合"是新中国成立后确立的卫生工作方针。强调"预防为主"契合传统中医"不治已病治未病""却疾莫如预防"的理念，而重视中医、坚持中西并用则是符合现实需求的明智选择。一则中医中药是民众长期认可的医疗资源；二则对中医中药资源的充分利用可降低药物成本，增加医药供给，缓解农村缺医少药之困。

从 1953 年起，昌黎县政府开始引导中医组建或加入联合诊所和农业社保健站。1954 年县卫生科组织召开了中医代表座谈会，向中医们征集治疗肠胀痛、产后破伤风、妇女崩血、寒疝等的偏方、秘方②。县政府还先后举办了针灸学习班、中医业余学校和中医夜校，鼓励医务人员学习中医技术③。1958 年，唐山地区伤寒、痢疾、肠胃炎等传染病时有发生。唐山地委强调要重视中医中药作用，一面加强治疗，一面组织群众开展预防④。20 世纪 60 年代初，县防疫站专门配置了茵陈大枣汤给病毒性肝炎患者服用，收到一定疗效⑤。

四、关注妇女儿童，组织妇幼保健和计划生育工作

推广新法接生，降低产妇染病率和婴儿死亡率，是新中国成立初期妇

---

① 关于该时期疫病防治情况可参见《昌黎县志》，第 556 - 558 页。
② 《卫生科组织中医代表座谈，征集偏方、秘方》，昌黎县档案馆藏，全宗 18 永久卷 4，1954 年。
③ 昌黎县地方志编纂委员会：《昌黎县志》，第 552 页。
④ 《中共唐山地委关于积极加强传染病防治工作的指示》，昌黎县档案馆藏，全宗 1 长期卷 188，1958 年 10 月 23 日。
⑤ 昌黎县地方志编纂委员会：《昌黎县志》，第 556 页。

幼保健工作的首要任务。20 世纪 30 年代县城广济医院曾培训过新法接生员，但新法接生在昌黎始终没有推广开来。1950 年，昌黎县开始训练新法接生员，先后建立了接生站和妇幼保健站，各乡各区陆续建立分站①。20 世纪 60 年代中期，侯家营大队有了半农半医的新法接生员（为女性），不仅胜任新法接生，还能进行产前检查和产后护理②。针对天花、流脑、麻疹、砂眼和蛔虫病等儿童常见病，县政府组织医务人员深入农村及时进行了普查投药和疫苗接种工作。1967 年，尹英开始担任侯家营大队妇女主任一职，在她接手之前儿童常见疫病已基本根除或得到控制③。农忙季节，农村地区还组织了农忙托儿互助组和农忙托儿所，既保障了幼儿的身体健康，又解决了妇女出勤问题④。

　　新政权对妇女价值的认同和权益的保护促进了妇女保健工作的开展。在农村地区，除根据妇女生理特点和身体条件安排农业劳作外，还强调对妇女经期、孕期和哺乳期的特殊保护。20 世纪 60 年代昌黎县加强了对闭经、子宫脱垂等常见妇科病的普查普治工作。⑤ 同时农村妇女体检工作逐步规范，每年约有两次体检，开春由大队组织妇女到公社卫生院体检，入冬则由卫生院大夫下乡体检⑥。农村计划生育和避孕宣传组织工作也渐次展开，20 世纪 60 年代中期各医疗单位组织节育手术队下乡巡回手术，开展晚婚宣传教育，并组织农村半农半医人员学习节育手术，培养基层计划生育力量⑦。

　　对婴幼儿的保健工作主要体现在疫苗接种方面。新中国成立后，天花、流脑、麻疹、破伤风、沙眼和蛔虫病等仍是儿童常见病，昌黎县政府

----

　　① 昌黎县地方志编纂委员会：《昌黎县志》，第 554－556 页。

　　② 与陈百林的访谈记录，2007 年 11 月 22 日；与乡村医生（原赤脚医生）叶盛榜的访谈记录，2007 年 11 月 24 日。

　　③ 与尹英的访谈记录，2007 年 11 月 24 日。

　　④ 《昌黎县训练农业生产合作社保健员总绩》，昌黎县档案馆藏档案，全宗 18 永久卷 4，1954 年 12 月 30 日；《昌黎县 1957 年卫生工作总结》，昌黎县档案馆藏，全宗 18 永久卷 11，1957 年。

　　⑤ 《昌黎县防治地方病领导小组关于防治地方病的规划（草案）》，昌黎县档案馆藏，全宗 1 永久卷 390，1960 年 4 月 30 日。

　　⑥ 与村民侯振元、侯桂艳夫妇的访谈记录，2007 年 11 月 22 日。

　　⑦ 《昌黎县计划生育委员会关于结合四清运动开展计划生育宣传教育的请示报告》，昌黎县档案馆藏，全宗 1 永久卷 701，1965 年 6 月 18 日。

组织医务人员深入农村及时普查投药和疫苗接种工作，并确立了疫情报告制度，较好地控制了传染病的扩散，降低了儿童疫病感染率。到 20 世纪 60 年代后期，儿童常见疫病已基本根除或得到控制。

五、开展巡回医疗，加强药品管理，送医送药下乡

合作化期间，许多农业社与联合诊所或个人诊所签订了医疗保健合同，规定医生要经常性地到社进行卫生讲座，宣讲卫生知识并作巡回医疗①。公社时期昌黎县不断组织医疗队伍到各工委、公社开展巡回医疗，进行防病治病。1965 年 1 月，毛泽东做出组织城市高级医务人员下乡为农村培养医生的指示。在此背景下，昌黎县继续组织卫生人员上山下乡，开展农村卫生工作。仅 1965 年，全县就抽调了 30％～50％的医务力量支援农村卫生建设②。

为解决农村药品缺乏问题，国家多次调整药价。1950—1969 年，药价降价幅度最高达 95％以上，最低也有 50％，且农村药品价格相对于城市更低一些③。1955 年，昌黎县政府对联合诊所和个体医生的收费标准做出明确规定：中、西药纯利最多为 30％，贵重药为 15％④。此外，本着低价格治疗常见病、先农村后城市的原则，昌黎县培训普及了成药代销员，组织农村常用药品下乡活动以提高农民对药品的可及性⑤。

第二节　成效与不足

在昌黎县的医疗卫生变迁史上，新中国成立初到 20 世纪 60 年代末

　　①《昌黎县卫生科关于农业生产合作社开展卫生工作的报告》，昌黎县档案馆藏，全宗 18 永久卷 5，1955 年 12 月 31 日。

　　②《昌黎县委宣传部关于一九六六年文化工作的安排意见》，昌黎县档案馆藏，全宗 1 永久卷 686，1965 年 12 月 18 日。

　　③ 王列军：《对中国农村医疗保障制度的反思与建议》，《中国发展评论》，2005 年，增刊（1）。

　　④《昌黎县人民政府为继续贯彻私人诊所及个体开业医生收费标准的通知》，昌黎县档案馆藏，全宗 18 永久卷 2，1954 年 7 月 22 日；《昌黎县人民委员会关于全县卫生基本情况及联合诊所典型材料的报告》，昌黎县档案馆藏，全宗 18 永久卷 5，1955 年 11 月 28 日。

　　⑤《河北省委批转卫生厅党组关于农村卫生工作会议的纪要》，昌黎县档案馆藏，全宗 1 永久卷 577，1965 年 8 月 14 日。

是一个传统自费医疗模式仍在持续、集体保障逐渐发挥作用的交错时期。区卫生所、联合诊所及农业社保健站等医疗机构的成立，在一定程度上缓解了就医难的矛盾。但农民仍需自己掏钱看病，就医难的问题依然存在，对农民来说，获得方便、低廉的保健服务和卫生资源还有一定困难。

随着集体化的实现，新政权在乡村医疗卫生事务上开始发挥主导作用，集体卫生事务逐步展开。新中国成立后的 20 年间乡村医疗卫生事业取得了明显成效：农村基层卫生组织的建立健全和巡回医疗的开展，提高了农民对卫生资源的利用率，并初步实现了农村医疗力量在地化。全民防疫和妇幼保健工作的开展则控制乃至根除了农村多种传染病和地方病，为农民健康提供了一种预防性保障。乡村医疗卫生事务的开展增加了农民的健康砝码，使农民有足够的精力和身体条件去创造更多的社会财富，从而更好地支援了国家的工业化方针和现代化建设。

更为重要的是，在如何解决农村一缺医、二少药、三没有现金治病的问题上，新生的共和国逐渐形成了基于实践经验的现代传统和异于西方的中国道路①。社会公正、集体主义、群众路线、自力更生等是我党在长期的革命与建设实践中形成的现代理念传统，在其指导下新中国逐渐形成了预防为主、全民动员、土洋结合、以农村为重点的符合中国实际的现代卫生实践②。在接下来的合作医疗时期，这些理念与实践的现代传统得以坚持和发扬，从而极大地促进了农村卫生现代化，初步解决了占全国总人口80％的农村居民的医疗保障问题，取得了"低收入发展中国家举世无双的成就"。③

当然，这一时期的农村医疗卫生事业还存在许多亟待解决的问题。

---

① 杨念群认为，20 世纪 30 年代的定县医疗改革即已属于医疗领域上现代传统的复杂设计，本书侧重对乡村医疗卫生领域内新政权主导的现代传统的分析。

② 黄宗智在《悖论社会与现代传统》一文中指出，在卫生领域，中国并未照搬现代西方医学知识及其理论和价值观，而是从农村实际出，融合中西医学，最终形成了既符合现代又符合中国实际的现代传统和实践逻辑。而民主、社会公正、中西结合、从实践出发的认识等代表了现代中国的理念传统，是衡量中国现代实践传统的标准。

③ 世界银行：《1993 年世界发展报告：投资于健康》，中国财政经济出版社，1993 年，第 111、210－211 页。

如：卫生投资偏重于城市，城乡之间医疗卫生资源差距悬殊[①]；巡回医疗和医药下乡无法在农村形成稳定持久的疾病防治网络，农村在地卫生人员数量稀少，且专业知识和技术水平普遍较差；自费医疗模式使得农民医药费用支付（特别是急重病和慢性病）较为困难。以侯家营为例，1964 年村民侯振元患败血症花费约 700 元，为双方亲眷支援和信用服务站贷款[②]。1968 年，刘斌义因肝、十二指肠和胃病，"不仅花光了分红钱，还不得不卖掉家里的一头猪来治病"[③]。

如何解决此类问题？缺医少药的农民不断探索，注重经验的新生政权也在不断思索。1968 年底，一份反映湖北省长阳县乐园公社通过举办合作医疗解决群众就医难题的调查报告送至中南海，很快得到毛泽东"合作医疗好"的赞誉和推广乐园经验的批示，自此全国掀起兴办合作医疗的热潮。[④]

① 《昌黎县人民委员会卫生科一九五六年卫生工作总结》，昌黎县档案馆藏，全宗 18 永久卷 10，1956 年 12 月 20 日。

② 与村民侯振元的访谈记录，2007 年 11 月 22 日。

③ 《侯家营文书》，刘斌义的检查材料，1968 年 5 月 15 日。

④ 胡振栋：《"中国合作医疗之父"覃祥官的风雨人生》，《湖北档案》，2007 年第 7 期。

第二章

集体经济体制下乡村医疗卫生设计

农村合作医疗制度正式出现于20世纪50年代的农业合作化时期，60年代末、70年代在全国农村大面积普及，80年代初走向衰落。作为一种在村庄范围内由集体经济和个人筹资相结合为参加者提供预防保健服务，并在成员之间互助共济、分担医疗费用风险的医疗卫生保健制度，侯家营村也积极加入了改善农村就医条件、缓解农民就医难题的这场时代变革洪流中。农村传统合作医疗是一项涉及计划免疫、健康教育、爱国卫生运动、妇幼保健、计划生育以及基础医疗服务的系统性初级卫生保健制度。它有两项基本任务：治未病——提供预防保健服务；治病——提供合作医疗服务。

第一节　治未病：提供预防保健服务

贯彻"预防为主"的原则，开展公共卫生服务是新中国成立后乡村医疗卫生建设的重要内容，合作医疗时期得以继续开展。合作医疗的一大特点即把公共卫生服务纳入其中，注重预防保健和基础医疗两个层面。

开展爱国卫生运动是公共卫生服务的重要内容。合作医疗时期卫生运动的重点由前期的"除四害"转到"两管五改"（管水、管粪、改井、改厕、改圈、改灶、改环境）和治理"三废"（废气、废水、废物）上。每年春节、"五一"、"六二六"及"十一"期间，昌黎县都会开展卫生突击运动[①]。赤脚医生会结合卫生运动的开展适时向村民宣传卫生知识，以提

[①]　昌黎县地方志编纂委员会：《昌黎县志》，第558-559页。

高村民疾病防治意识①。厕所改良、水井消毒、粪场外迁、换灶打井使得乡村的垃圾粪便和饮用水得到了有效治理，减少了疾病的传播途径，改善了农村的人居卫生条件②。

该时期昌黎县继续组织医务人员开展计划免疫工作，侯家营的卫生防疫和预防接种工作得以系统展开。从 1970 年起大队每年上缴泥井公社医疗站一定数目的合作医疗资金，由公社统一发放防疫药械③。县防治院和公社卫生院还设立了疫情报告组，培训了疫情报告员，重点对农村疫病进行监控防治④。本着中西结合、自力更生、勤俭办医的原则，本地药草继续被纳入疫病防治体系。如 1976 年唐山大地震后侯家营大队赤脚医生为群众熬制马蜂菜汤以预防流感⑤；1977 年唐山地区卫生防疫站发动群众采集杨树花做成水丸以预防痢疾⑥。

妇幼保健工作较之于 20 世纪 50 年代更为细致。新法接生、孕婴检查和计划生育工作继续开展。泥井卫生院多次组织医疗小分队进村开展妇女病防治工作，以节育为主要内容的妇女体检继续开展，对结扎过程中发现妇科炎症或其他病症者，一般予以免费治疗⑦。儿童保健仍以计划免疫为主，婴儿死亡率显著降低，1980 年昌黎县新生儿死亡率仅为 9.68‰⑧。1973 年昌黎县开始计划免疫，1979—1985 年的计划免疫接种情况表显示，全县儿童常见疫病的疫苗接种率均达到 80％以上，其中麻疹和小儿麻痹症疫苗接种率分别为 95.63％和 96.7％⑨。1983 年昌黎县开始推行儿童计划免疫保偿合同制，进一步提高了儿童的免疫力，形成了牢固的免疫屏

---

① 与陈百林的访谈记录，2007 年 11 月 22 日。

② 《昌黎县卫生局一九八一年工作总结》，昌黎县档案馆藏，全宗 18 永久卷 23，1982 年 2 月 15 日。

③ 《侯家营文书》，D-8，1970 年大队往来登记簿·合作医疗处，1970 年 12 月；J-70-9，1970 年大队凭证，1970 年 11 月 12 日；D-42，1975 年大队分户账，1975 年 12 月。

④ 《昌黎县 1979 年工作总结》，昌黎县档案馆藏，全宗 18 永久卷 17，1980 年。

⑤ 马蜂菜，即马齿苋，有清热解毒、除尘杀菌之效；与尹英的访谈记录，2007 年 11 月 21 日。

⑥ 《唐山地区卫生防疫站关于发动群众采集"杨树花"预防痢疾的通知》，昌黎县档案馆藏，全宗 18 永久卷 18，1977 年 3 月 17 日。

⑦ 与尹英的访谈记录，2007 年 11 月 24 日。

⑧ 《昌黎县卫生局 1980 年卫生工作总结》，昌黎县档案馆藏，全宗 18 永久卷 21，1981 年 2 月 18 日。

⑨ 昌黎县地方志编纂委员会：《昌黎县志》，第 554-559 页。

障，此项制度在合作医疗解体后仍在实施①。

第二节　治病：如火如荼的合作医疗服务

传统合作医疗是在村庄范围内由集体组织和个人共同出资购买基本医疗保健服务，实行健康人群和患病人群之间医药费用再分配的一种互助组织形式。该制度随着 20 世纪 50 年代农业合作化运动的兴起而兴起，1965年"六二六"指示推动了它的发展，至 1969 年，全国出现了大办合作医疗的热潮，② 侯家营的合作医疗正是起动于此次高潮。

1969 年，侯家营的合作医疗制度正式起步③。当时，泥井公社成立的贫下中农合作医疗管理委员会统一领导下辖大队合作医疗事业，具体事务则由大队干部、赤脚医生和贫农代表三方力量组成的侯家营合作医疗管理小组负责④。参加过短期培训的侯增明和陈百林成为侯家营最早的赤脚医生⑤，他们是合作医疗的实施主体和乡村的基层卫生队伍骨干。

一、基础医疗服务

对医疗卫生资源和服务的可及性与可得性是衡量某一医疗模式的重要指标。在侯家营，当谈及合作医疗时，村民脱口而出的常常是"五分钱处方费""半农半医"一类的字眼。在他们的记忆里，低廉的治疗费用和在地化的医疗服务正是当年合作医疗制度的两个标志，反映了农民对医药的可及与可得状况。

1970 年以后侯家营的合作医疗制度日趋完善，并形成一套较为系统的运行机制。在资金筹集方面，社员按照自愿原则参加合作医疗，缴纳的

---

① 入保儿童可免费接种四苗（卡介苗、麻疹疫苗、流脑疫苗、乙脑疫苗），对接种后仍患相应传染病者给予一次性赔偿。《儿童计划免疫保健合同实施方案（草案）》，昌黎县档案馆藏，18－C－41，1986 年。

② 夏杏珍：《乡村合作医疗制度的历史考察》，《当代中国史研究》，2003 年第 5 期。

③ 《侯家营文书》，D-5，各项收支分户账·合作医疗账，1969 年 5 月 31 日。

④ 《侯家营文书》，J-70-7，1970 年大队凭证，1970 年 5 月 7 日；A-3-11，大队会议记录，1970 年 9 月 10 日。《侯家营文书》，D-5，各项收支分户账·合作医疗账，1969 年 5 月 31 日。

⑤ 实行合作医疗期间，侯家营共培养了五位赤脚医生，其中有两位女赤脚医生。

合作医疗款约为社员收入的 0.5%～2%，五保户和烈军属费用由公益金支出。在账目管理上实行收支有账、专款专用，账目及时核算、日清月结、定期公布。赤脚医生要做到看病有登记，取药有处方，收费有手续。社员参合款数目与集体公益金提取的标准，以该年度集体公益金预算情况与上年度合作医疗收支情况为主要依据（图 2-2、图 2-3）。

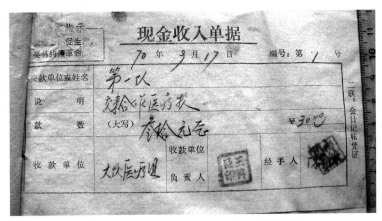

图 2-2　侯家营村民缴纳合作医疗款单据

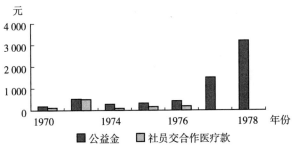

图 2-3　1970—1978 年侯家营合作医疗资金筹集状况

在日常运营方面，医务室所需的基本药品，大多来自位于昌黎县的医药批发中心和泥井公社的合作医疗服务站，药品价格低廉，多以批发为主。根据侯家营文书中的大量进货单据可以看出，当时医务室所购药品主要为消炎抗菌、解热镇痛等平价药。合作医疗时期，侯家营医务室的处方笺和采购药品单据中，出现最多的药品为青霉素、氯霉素、链霉素、呋喃唑酮（即痢特灵）等。村民如有感冒、发热、炎症等身体不适情况，一般使用上述抗菌药品，搭配扑热息痛、阿斯匹林等进行治疗。当时，使用较多的解热镇痛类药物主要有阿司匹林、安乃近、去痛片等。社员在生产生活中因发热、上火等引发的头痛、咽痛、牙痛、神经痛及各种炎症是社员最常见的毛病，因此医务室里各类解热镇痛类药品的使用量非常大。

这一时期群众性爱国卫生运动虽频繁开展，但因卫生条件简陋、饮食情况差所引发的消化不良、肠胃炎、痢疾、便秘等胃肠类疾病仍较为流行。因此，莨菪、香砂养胃丸、木香顺气丸、干酵母、止痢片、槟榔四清丸等肠胃病症药品也常常出现在侯家营医务室的处方笺上。

每到冬春时节，因感冒或基础病引发的咳嗽、支气管炎、哮喘或肺炎等也较为普遍。这时，咳必清、麻黄素、哮利平、喘可宁、非那根以及宣肺止咳的各类中药丸等镇咳化痰平喘类药品也成了赤脚医生经常采购的药品。

除此之外，因常年劳作，社员对消炎抗风湿类药品的需求也较大，保存下来的侯家营医务室处方笺中，出现了大量的氢化可的松、炎得平、消炎粉、抗炎灵、保泰松等药品相关记录。农忙时节，人丹、十滴水、藿香正气水等是社员医务室为社员准备的解暑药。针对老年人常见症状，侯家营医务室还备有利眠宁、奋乃静、巴比妥、氯丙嗪等安神镇静类药品以及氢氯噻嗪、安苯喋定、氨茶碱等利水消肿类药品。

在报销方面，参加合作医疗者在大队保健室和公社卫生院看病，只收五分钱处方费；转院病人和慢性病患者医药费用的报销比例依据本队经济条件与合作医疗资金状况酌情制定；五保户医药费由公益金支出。低廉的医药费用和合作医疗报销制度提高了村民对医疗服务的利用率。侯家营合作医疗资金的筹集与支出见图 2-4。

在此摘取侯家营医疗卫生档案中几则处方单据为例：

侯俊良妻，慢性支气管炎急性发作，在大队保健室注射费用 0.23 元，按 20％报销。1970 年 10 月 15 日①。

田伯文，小肠粘连，在河北省唐山地区医院治疗费用 88.09 元，其中药费 51.13 元。1973 年 4 月 5—29 日。

---

① 《侯家营文书》，L-75-21，河北省唐山地区医院门诊收费单据，1975 年 12 月 19 日。

背面：按合作医疗制度，报销药费贰拾元整①。

赵淑君，急性淋巴腺炎，在4672部队卫生科及泥井公社卫生院诊疗费用合计14元，全部报销。1974年3月23日②

侯淑贺，传染性肝炎，在河北省唐山地区医院就诊费用6.20元。1975年12月19日

说明：传染性肝炎，同意报侯淑贺药费六元二角整③。

五保户侯永祜药费22.67元、侯文来治病4元，由公益金支出。1981年11月30日④

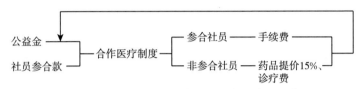

图2-4　侯家营合作医疗资金的筹集与支出示意图

根据侯家营文书与我们的走访调研，20世纪六七十年代合作医疗的开展，让农民切实得到了相应的医疗待遇，感受到合作医疗带给他们的基础福利与医疗均等。50多岁的刘继先和侯永民经历了公社时代的合作医疗制度，他们并不认为合作医疗下的社员在药品供应上有多大的优越性，"头疼脑热去拿个药，就这么个表示事儿。""给的也不多，就一天两天的"，但是这些便宜药的治疗效果却得到了他们的一致认同与肯定。

在集体所有制下，乡村合作医疗在其运行过程中形成了一套较为严密的制度规则体系，包括系统的账目管理制度、严格又人性化的医疗报销制度以及卓有成效的监督约束机制等。上述机制规则相互协调，不仅大大降低了合作医疗实施过程中随时有可能出现的道德风险与投机主义行为，也有力保障了合作医疗的落实。可以说，这套制度规则体系恰恰是传统医疗制度的突出特色与一大创造。

---

① 《侯家营文书》，L-75-21、L-74-7，4672部队卫生科单据、昌黎县泥井公社卫生院单据，1974年3月。当时合作医疗药费报销最高封顶线为20元。

② 《侯家营文书》，L-73-8，河北省唐山地区医院住院费结算单，1973年4月29日。

③ 《侯家营文书》，L-70-8，侯家营大队保健室处方，1970年10月15日。

④ 《侯家营文书》，J-81-10，1981年大队凭证，1981年11月30日。

二、赤脚医生与巡回医疗

作为合作医疗实施主体的赤脚医生在农村基础医疗中发挥了积极作用。昌黎县城北的碣石山和长玉山遍布桔梗、黄芩、子母、田七，是该村赤脚医生常去的采药之地。大队药园则种满了薏米、苏子、牛夕、元参等中草药①。自采、自种的中草药主要由赤脚医生用于自制药剂以供村民防病治病②。此外，方便廉价的针灸和火罐疗法也被广泛用于医疗中，中医中药的疗效得到了社员的肯定③。这些秉承"不花钱能治病，少花钱治大病"原则的"三土四自"④做法在很大程度上缓解了乡村缺医少药的状况，而依靠简单医术尽力服务乡村的赤脚医生也让村民意识到，离他们最近的医生，才是最起作用的医生。

组织巡回医疗、开展送医送药下乡是培养农村卫生队伍、支援农村卫生建设的重要途径⑤。侯家营曾先后得到唐山专区医院、4672 部队卫生科、昌黎县医院和泥井公社卫生院医生的巡回支援⑥。他们来到村里，除了为村民诊疗及对赤脚医生进行培训外，还会指导村内疫病防治、妇幼保健和计划生育工作。针对农村多发病种，县级公社医疗机构组织了成品药下乡活动，普及用药常识，方便了群众救治⑦。1969 年、1973 年、1980年、1984 年国家又四次降低药品价格，并对农村医疗卫生机构继续进行补贴，从而使农村医疗费用维持在较低水平，保障了合作医疗的正常

---

① 与村民陈百林的访谈记录，2007 年 11 月 22 日；叶盛榜1975 年 4—6 月的工分统计单上有大量的种药、锄药、药地浇水、治虫的记录，见《侯家营文书》，A - 2 - 34，1975 年 4—6 月叶盛榜出工统计单；L - 74 - 7，1974 年购买药籽单据，1974 年 4 月 4 日；L - 74 - 19，昌黎县泥井人民公社采购单据，1974 年 11 月 3 日。

② 《侯家营文书》，L - 74 - 10，自制药品种类记录，1974 年 5—6 月。

③ 《侯家营文书》，L - 70 - 4 昌黎县日用百货服务处零售部销售发票，1969 年 10 月 26 日、1970 年 4 月 18 日。《侯家营文书》，L - 74 - 10，自制药品种类记录，1974 年 5—6 月。

④ 三土：土医、土药、土方；四自：自采、自制、自种、自用。"三土四自"是湖北长阳县乐园公社合作医疗的经验之一，体现了自力更生、勤俭办医的原则，在合作医疗期间得到推广。

⑤ 《中央批转卫生部党组关于城市组织巡回医疗队下农村问题的报告》，1965 年 1 月 27 日。卫生部基层卫生与妇幼保健司：《农村卫生文件汇编（1951—2000）》（内部资料），第 618 - 619 页。

⑥ 与陈百林的访谈记录，2007 年 11 月 22 日。

⑦ 《昌黎县革委会卫生局 1972 年上半年工作总结》，昌黎县档案馆藏，全宗 18 永久卷 14，1972年 11 月 10 日。

运行①。

三、乡村医疗卫生事业的初步成效

在昌黎县的医疗卫生变迁史上，新中国成立初到 20 世纪 60 年代末是一个传统自费医疗模式仍在持续、集体保障逐渐发挥作用的交错时期。区卫生所、联合诊所及农业社保健站等医疗机构的成立，在一定程度上缓解了就医难的矛盾。但农民仍需自己掏钱看病，就医难的问题依然存在，对农民来说，获得方便、低廉的保健服务和卫生资源还有一定困难。随着集体经济体制的建立，新政权在乡村医疗卫生事务上开始发挥主导作用，集体卫生事务逐步展开，特别是 1958 年公社化以后，自上而下高度的资源调集和组织动员能力，使得各项卫生工作卓有成效地展开。

新中国前三十年间乡村医疗卫生事业取得了明显成效：农村基层卫生组织的建立健全和巡回医疗的开展，提高了农民对卫生资源的利用率，并初步实现了农村医疗力量在地化；开展全民防疫和妇幼保健工作，控制乃至根除了农村多种传染病和地方病，为农民健康提供了一种预防性保障。乡村医疗卫生事务的开展增加了农民的健康砝码，使农民有足够的精力和身体条件去创造更多的社会财富，从而更好地支援国家建设。1949—1968 年，除 1961 年困难时期人口出现负增长以及随后两年的补偿性增长外，昌黎县农村地区人口的自然增长率总体上是逐年提高的，这与妇幼保健、卫生清洁运动的开展有着直接联系。

作为独具特色的中国模式，合作医疗的推行让农民享受到了基本的医疗服务。这种医疗服务尽管是低层次的，却是及时便捷的。在"预防为主"方针的指导下，全民性的卫生运动和防疫工作继续开展，卫生宣传和健康教育得以加强。腹泻、沙眼等一些与缺少卫生习惯有关的疾病的流行率大为下降，到 20 世纪 80 年代中期，传染病已不再是危害农民健康的主要病症②。

更为重要的是，农村合作医疗的开展在二元社会框架下最大限度地实

---

① 王列军：《对中国农村医疗保障制度的反思与建议》，《中国发展评论》，2005 年，增刊（1）。

② 国家统计局：《中国统计年鉴（1986）》，中国统计出版社，1986 年，第 797 页。

现了卫生公平与正义[①]。公社体制下的农民或许会对社会主义理想的遥遥无期而迷茫，但是合作医疗及一系列社会保障制度的推行又让他们感受到了社会主义的意义所在。同时，与西方的高福利社会保障不同，20世纪中期的中国没有相对发达的经济基础，在低经济水平下建立起保障水平低、覆盖面甚为宽广的农村医疗保障制度是中国的一大创举。

合作医疗在实践中还积累了丰富的经验。具体来说包括：从农村实际出发，采取合作制和群众集资的办法举办医疗卫生事业；坚持预防为主，开展卫生运动、计划免疫、妇幼保健和健康教育工作；坚持中西医相结合，鼓励"三土四自"；完善农村医疗预防保健网，着重发挥赤脚医生的基础作用；组织巡回医疗、培训赤脚医生、宣传卫生常识、参与疾病防治；坚持服务底层大众、捍卫公平正义的理念。这些是合作医疗取得显著成效的关键，也是合作医疗实践的最重要经验。

在新中国成立后的头30年里，中国在农村医疗卫生设计上不断进行摸索、创新与调整，最终走上了一条独特的解决农村医药难题的中国式道路，特别是合作医疗制度更被世界银行和世界卫生组织誉为"以最小投入获得了最大健康收益"的中国模式[②]和"发展中国家解决卫生经费的唯一典范"[③]，同时也为发展中国家解决农村卫生问题提供了有益的经验。

然而经历了20世纪70年代的"兴盛期"后，合作医疗渐趋衰落。制度设计的疏漏、外部环境的改变及政府责任的缺位是合作医疗解体的重要原因。1982年底，侯家营原赤脚医生叶盛榜承包大队医务室，开始了个体行医生涯，合作医疗走向解体。

---

① 李德成：《合作医疗与赤脚医生研究：1955—1983》，浙江大学博士论文，2007年，第78-82页。

② 世界银行：《1993年世界发展报告：投资于健康》，中国财政经济出版社，1993年，第111、210-211页。

③ 世界银行：《中国：卫生模式转变中的长远问题与对策》，中国财政经济出版社，1994年，第17页。

2007 年 11 月和 2008 年 7—8 月间笔者两次走进侯家营，对该村医疗卫生现状进行了实地调查。

第一节　村庄卫生与预防保健

初进侯家营，第一感觉是村庄布局混乱，村民侵街占道严重。日益狭窄的街道杂草丛生，道两旁是村民随意堆砌的砖石草垛。除了村北主道为柏油路外，其余皆为土路，一遇雨天泥泞难行。村中有东西两个大坑，不仅水质污浊，而且坑边已经成了村民的垃圾倾倒场所。

近年来养殖业的日渐红火使得侯家营的卫生隐患更为严重。该村养殖业以家庭养殖为主，村民在自家院落里架起一排排铁笼豢养貂、貉子、狐狸等，宰杀、剥皮、晾晒工作多在家中进行，他们的日常饮食起居亦在这个狭小脏乱的院落进行。由于动物粪便难以及时清理，加之多数养殖户仍使用非卫生厕所，蝇蚊多、气味差，一到夏秋季节蚊蝇跳蚤大量滋生，卫生条件着实令人担忧。而对养殖户的走访调查显示，比起动物的供求情况和价格走势，他们对养殖环境和家庭卫生的关注度并不高。

在妇幼保健方面，村里的计划生育服务室形同虚设，县、镇级的医务人员基本不下乡，育龄妇女们必须去镇里的计划生育办公室进行体检；孩子们到泥井卫生院打防疫针，不仅收费，且价格不低。作为一个以养殖业为主的村庄，侯家营公共防疫体系也未建立起来，2003 年非典和 2005 年禽流感期间仅是由泥井兽医站临时组织人员对家禽注射了疫苗①。公共卫生体系薄弱，村民卫生意识淡薄，改善农村卫生条件、强化农民的卫生意

---

① 与侯家营乡村医生叶盛榜的访谈记录，2007 年 11 月 24 日。

识成了一项刻不容缓又难以完成的任务。很多村民表达了希望本村参评生态村的愿望，然而，现在村道问题和卫生问题解决不好，侯家营评上生态村的可能性不大①。

第二节　农民自费医疗与新农合的实施

根据《中国卫生统计年鉴》，2007 年恶性肿瘤、脑血管病和呼吸系统疾病成为主导农村居民死亡的前三位病患。与城市相比，农村恶性肿瘤死亡率上升速度更为明显。② 近年来侯家营罹患癌症者明显增多，以中老年人为主。此外，高血压、脑血栓、冠心病等心脑血管疾病以及肠胃炎、胆囊炎、结肠炎等胃肠道疾病也是村民的多发病症。

村里的私人诊所和泥井中心卫生院（距侯家营仅有数里）是村民就医的主要去处。1982 年底原赤脚医生叶盛榜在本村开设诊所行医，作为自负盈亏的主体，叶盛榜很难承担具有较多公益色彩的预防保健活动，而他对利润的追求又与村民对低价高效医疗技术的需求相冲突。20 世纪 90 年代以来医疗费用的持续增长让许多村民陷入看病难的困境，特别是发病几率提高、经济能力降低的老年群体，在侯家营和附近村庄已经发生了数起老年人因经济原因放弃治疗导致死亡的事例。许多村民再次奔向所谓的神医、大仙儿寻求帮助，村里的迷信活动沉渣泛起，并有愈演愈烈之势。

2007 年侯家营开始实行新型农村合作医疗制度（以下简称"新农合"），在定点医院分娩的产妇和入院治疗的患者得以按不同比例报销医药费用，两年来已有多位村民受益。以 2007 年为例：郭兴杰，男，47 岁，患脑血栓、脑梗死，在泥井中心卫生院治疗花费 7 000 余元，报销近 4 000 元；侯发昌，男，53 岁，患结肠癌，在秦皇岛市第二医院治疗花费 3 万余元，报销 4 000 余元；侯某妻子，27 岁，在昌黎县妇幼保健院做剖宫产手术，花费 1 900 元，报销 55％，等等。

但是以保大病为主的新农合还存在着很多问题。典型者有三：其一，

---

① 与侯家营村民叶盛榜的访谈记录，2007 年 11 月 21 日。

② 中华人民共和国卫生部：《中国卫生统计年鉴 2008》，中国协和医科大学出版社，2008 年，第 269 页。

村民往往是门诊看病多而住院就医少，以保大病为主的新农合存在受益面狭小的问题，许多村民表示不满；其二，与传统合作医疗不同，新农合是一种医疗型保健制度，未将预防保健纳入补偿范围，而村庄卫生隐患的部分原因即在于此；其三，村卫生室未纳入新农合定点机构，乡村医生在新农合中的地位和作用不明确。叶盛榜多次表示，实行新农合后，他的诊所渐难维持。在侯家营，99％的村户已加入新农合，但是参加医疗保险和养老保险的村民很少，以 2004 年为例，该年侯家营基本养老保险的参保人数为 20 人，占总人口的 2.7％，而全村参加医疗保险的仅有 2 人，占总人口的 0.27％。[①]

2000 年以来，侯家营和附近村庄还出现了一个新现象，一批批带着医疗器械和各式药品下乡的"专家大夫"陆续来到村里，为村民进行免费体检和义诊。这些行走在乡村忙于卖药的流动药贩让村民想起了 20 多年前来村里巡回医疗、送医送药的城市医生和军队大夫，只是两者性质大相径庭。如今的"专家大夫"多是无证经营的流动药贩，免费查体只是手段，兜售药品才是目的，而被他们吹嘘有神奇疗效的药品多是假药、劣药和过期药。但是被夸大了严重程度的体检结果和药品的诱人疗效还是让许多村民忍不住解囊。村民侯桂艳买过几次药贩推销的脑血栓药品和老年补钙含片，笔者问其对自身病情和此类药品的了解程度，回答是："不知道，咱也不懂，农村啊不像城市，你像城市里经常到医院检查，你说农村有几个啊？"再问为何购买这些药品，回答是："不吃自个儿就难受，迷糊啊！"[②] 农民已然感受到了城乡在医疗卫生资源和服务上的不平等，他们不仅难以享受到便捷合理的医疗服务，而且缺乏对自身健康的关怀和基本的医疗知识。

第三节　前后 30 年：思索与启示

兴起于 20 世纪 50 年代、发展于 20 世纪 60 年代的合作医疗制度一度

---

① 泥井镇人民政府统计站，2004 年农村统计年度报表。
② 与侯家营村民侯桂艳的访谈记录，2007 年 11 月 23 日。

创造了中国农村医疗卫生事业的辉煌，它在实践中积累的丰富经验对当今的乡村医疗卫生改革有着重要的参考价值和借鉴意义，对冀东侯家营这样一个华北村庄几十年来医疗卫生变迁的考察正是出于此意。在实行新农合的今天，如何改善乡村环境卫生？如何缓解村民就医难问题？以侯家营为例，在借鉴农村传统合作医疗经验的基础上，结合新型农村合作医疗制度，村庄可作如下努力：

要强化"预防为主"的方针，将公共卫生服务与医疗保障制度有机结合，通过投资公共卫生项目，引导农民加强预防保健意识，有效降低各种疾病的发病率，减轻医疗保障的资金负担。要实现大部分公共卫生服务免费向农村人口提供，明确政府提供公共卫生服务的第一责任。2003 年河北省人民政府就做出了自该年至 2010 年卫生投入主要用于发展农村卫生事业，加大对农村卫生财政补助的决定。①

2008 年河北省又进一步扩大了农村免费公共卫生服务和免费免疫范围，加大了地方病、传染病及人畜共患病的防治力度。② 要重新定位乡镇卫生院的性质与职能，明确乡村医生在公共卫生和新农合运作中的职责与地位。介于县级医院和村级诊所之间的乡镇卫生院是"以公共卫生服务为主，综合提供预防、保健和基本医疗等服务"的公共卫生服务机构。③ 在目前难以重建村级公立卫生室的情况下，要合理解决乡村医生的待遇，发挥其在防疫防病、健康教育、营养及生活习惯方面的职能；在新农合运作中，还要将村卫生室纳入定点医疗机构，增加乡村医生收入以提高他们开展卫生服务的积极性。

要与农村经济状况相结合，机动灵活地开展公共卫生服务。考虑到侯家营养殖户占大多数，该村的公共卫生服务可以与养殖培训结合开展。具体来说，医疗、防疫单位和兽医站等部门要组织人员下乡，宣传科普卫生知识，尤其侧重对养殖知识的讲解，加强对养殖户科技知识、防疫行为的培训指导，提高养殖户文化素质，促使其采取积极的防疫行动。通过培训

① 中共河北省委、省人民政府：《关于进一步加强农村卫生工作的决定》，2003 年 7 月。
② 中共河北省委：《关于认真贯彻党的十七届三中全会精神进一步推进农村改革发展的意见》，2008 年 10 月。
③ 中共中央、国务院：《关于进一步加强农村卫生工作的决定》，2002 年 10 月。

指导，有效地增强村民的清洁观念和健康意识，逐步实现村民由忽视卫生到注重家庭和村庄卫生的转变。村委会要承担在乡村医疗卫生工作中的职责。如村委会主动与医疗防疫部门联系，以使村民获得经常性的卫生防疫常识；组织村里的闲散劳动力或有劳动能力的老年人开展必要的卫生运动（整治卫生死角、清除垃圾杂草、厕所消毒、道路整修等）；培训村庄兽医和防疫员，加强对养殖户的技术指导和卫生防疫管理；与地方商业保险机构合作，宣传医疗保险、养老保险等商业保险形式，提高村民对各种商业保险的认识，鼓励村民参保以分散疾病风险，等等。

建立健全城市卫生支援农村的长效机制，深入开展"上万名医师支援农村卫生工程"①。县级及以上医院要组织专家和医生轮流下乡，除加强对乡镇卫生院的指导扶持外，还可深入集市、村庄有针对性地开展农村常见病成因、症状、防治知识的宣传，组织对各类高危病群体的健康普查活动，做到早发现、早治疗。在文化下乡的同时加强农村药品配送和监管，组织药品下乡，宣传用药用械常识，打击流动药贩，确保农民健康。

集体化时期，中国乡村在控制传染病、降低婴儿死亡率、提高居民健康水平及改善人居环境方面做出的成绩，促进了农村卫生现代化，进而推动了中国的现代化进程，② 合作医疗制度在其中的作用毋庸置疑。从传统合作医疗到新型合作医疗，农村的医疗卫生改革进行了几十年，取得了很大成就，也存在诸多问题。当今的医疗卫生改革应该在坚持服务大众、追求卫生公平的基础上，借鉴传统合作医疗的有益经验，根据农村实际建立服务乡村、真正惠农的囊括合作医疗和公共卫生服务的医疗卫生保障制度体系。

---

① 中共河北省委：《关于认真贯彻党的十七届三中全会精神进一步推进农村改革发展的意见》，2008年10月。

② ［美］吉尔伯特·罗兹曼：《中国的现代化》，江苏人民出版社，2005年，第411页。

第四章

乡村振兴背景下的医疗持续探索

从横向来看，乡村振兴战略是一个全面的振兴，既包括社会、经济、文化的振兴，也包括医疗卫生、公共服务、生态环境的振兴。当前，农村医疗基础设施不完善、公共卫生医疗服务人员缺乏、现代化和信息化医疗手段需加强、医疗药品储备不足等问题还比较突出。[①] 因此，加强农村基层医疗卫生服务与基层医疗体系建设，是实现乡村振兴的关键一环，也是乡村振兴战略的内在要求。

第一节　昌黎县农村医疗卫生事业的全面探索

完善乡村医疗卫生体系，是全面推进健康中国建设的迫切要求，也是全面实施乡村振兴战略的应有之义。近年来，昌黎县落实新时代党的卫生与健康工作方针，把乡村医疗卫生工作摆在乡村振兴的重要位置，以基层为重点进一步深化改革，有效促进了乡村医疗卫生体系的健康发展。

一、开展医疗救助服务，进行健康扶贫

2015 年，为进一步提高河北省医疗救助工作水平，织密筑牢保障基本民生安全网，实现城乡困难群众获取医疗救助的权利公平、机会公平、规则公平、待遇公平，河北省人民政府发布了《关于进一步完善医疗救助制度全面开展重特大疾病医疗救助工作的实施意见》（冀政〔2015〕26号）。根据该意见，全省县级以上财政合并在原来社会保障基金财政专户中分设"城市医疗救助基金专账"和"农村医疗救助基金专账"，建立"城乡医疗救助基金专账"，依规做好基金筹集、核拨、支付工作。

---

① 罗小锋、青平：《振兴乡村必须加快农村医疗体系建设》，《农民日报》，2021 - 02 - 07。

根据河北省人民政府意见，昌黎县人民政府也开展了系统的农村特困居民医疗救助、重特大疾病医疗救助服务。面临重特大疾病或因病致贫、因病返贫的城乡居民均可申请享受城乡医疗救助、重特大疾病医疗救助等，按属地管理的原则，以家庭为单位，由申请人向户口所在地的村（居）委会提交相应资料（图2-5）。

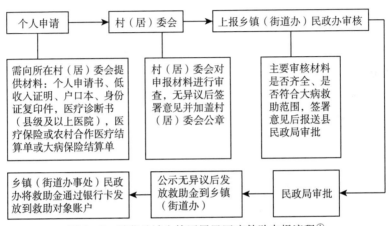

图2-5　昌黎县城乡特困居民医疗救助申报流程①

2018年以来在脱贫攻坚工作中，昌黎县整合人社、农业、林业、职业教育等行业部门资源，组织开展适宜农村贫困人口就业的实用技能培训，协助贫困人口就业。脱贫攻坚其中一项重要工作，即实施医疗保险和医疗救助脱贫工程。确保健康扶贫不落下一人，让贫困人口能够看得上病，看得起病，看得好病。

近年来，昌黎县卫计局积极推进健康扶贫工作，如实施基本医疗保险、大病保险、医疗救助三重医疗保障机制，切实降低因病致贫、因病返贫发生率。全面落实医保资助政策，对贫困人口参加新型农村合作医疗个人缴费部分给予补贴。落实低保五保家庭县域内医疗救助"一站式"定点医院住院无需缴纳押金，直接住院治疗，出院时实行民政医疗救助"一站式"结算等。

2018年以来，针对农村总体医疗条件落后的情况，县卫计局积极开

---

① 昌黎县民政局：《昌黎县城乡特困居民医疗救助服务指南》，2018年10月08日。

展了人才助力脱贫攻坚行动，选拔县级医院业务骨干组成义诊服务小分队进村入户开展义诊活动，对全县患病的贫困人口进行全面走访，对慢性病和大病的贫困人口跟进救治程序。专家服务团队还定期到乡镇集贸市场和较大农村活动中心开展免费义诊行动，宣传健康扶贫政策，跟踪关注家庭医生签约服务、健康门诊及住院救治费用报账情况，手把手、面对面进行示范，指导乡村医生卫生适宜技术的准确应用。

二、开展新农合慢性病管理，优化医疗改革

近年来，随着人口老龄化进程不断加快，人民群众慢性疾病负担日益沉重，成为影响国家经济社会发展的重大公共卫生问题。中国疾病预防控制中心的调查数据显示，我国 60 岁及以上老年人群中，75.8% 的人被 1 种以上慢性病困扰，且一人身患多种慢性病现象严重。① 尽管我国医疗卫生部门近年来采取了一些措施积极应对，但仍存在国民认识不足、防治网络不健全、卫生资源配置不合理等问题。慢性病发病率的不断攀升，患病人数不断增加，导致居民卫生服务需求增长，给个人、家庭、社会和国家均带来沉重负担。

2015 年，昌黎县慢性病患者总数达 8 600 多人。对此，2016 年 3 月昌黎县开始启动新农合慢性病鉴定工作，在补偿病种、报销比例、封顶线、报销范围等方面，对慢性病报销政策全方位优化，加大对部分一般慢性病门诊和重大疾病住院救治等补助力度，让更多参合农民住院、看病得实惠。针对农村慢性病患者门诊医疗费用负担较重、新农合现有报销比例不高的现状，慢性病评审病种增加了高血压三级、心肌梗死、冠心病等一类轻型慢性病，每年可报销 1 000 元；二类重型慢性病，如恶性肿瘤、癌症放化疗，重度精神病，透析等，由原来的 3 000 元上调到 4 000 元。据此，患有慢性疾病的农村患者经济负担进一步减小。昌黎县在慢性病报销方面也进行了改革，实行在乡镇卫生院每月一次的报销制度，为患者提供便利。

---

① 《老龄化下的中国慢性病负担：2/3 老人受慢病困扰》，《新京报》，2019－03－25.

三、巩固脱贫攻坚成果，分类资助新农合参保

脱贫攻坚是我国实现全面建成小康社会目标的重大任务，而健康扶贫则是打赢脱贫攻坚战的关键战役，特别是乡村健康扶贫工作成效关乎中国乡村振兴大局。在此背景下，昌黎县持续加大乡村健康扶贫工作的政策、资金、项目的支持力度，全面提升农村贫困地区和贫困家庭的医疗卫生服务能力。

2021 年，河北省医疗保障局等七部门印发《关于巩固拓展医疗保障脱贫攻坚成果有效衔接乡村振兴战略的实施方案》（冀医保发〔2021〕10 号）。文件规定，根据脱贫人口实际困难，统筹完善分类资助参保政策。对脱贫人口中特困人员给予全额资助；对低保对象给予 90％定额资助；乡村振兴部门认定的返贫致贫人口、易返贫致贫人口，过渡期内享受定额资助参保政策，定额资助标准为 90％。其他脱贫人口参保资助标准逐年递减，2022 年定额资助为 90％，2023 年为 80％，2024 年为 70％、2025 年为 60％，2026 年起不再进行资助。脱贫人口具有多重特殊身份属性的按就高不就低的原则享受参保资助，不得重复资助。有条件的乡（镇）、村集体可对农村低收入人口参保给予资金扶持，等等。根据文件规定，昌黎县医疗卫生相关部门与乡村振兴局、民政局及乡镇政府等多部门协调配合，采取了多渠道、多角度的政策宣传与参保动员工作，确保了县域内脱贫人口参保率达到 100％，有效避免了农户因病脱保和因病返贫的风险。

第二节　新农合的持续开展与反思

经过广泛的宣传和动员，2007 年以来，昌黎全县新型农村合作医疗的参合率持续保持上升势头。2007 年，县域内 416 087 人加入了新型农村合作医疗，参合率达到了 86.19％，共筹集合作医疗基金 2 081 万元。截至 2007 年 9 月，已为 90 034 名患者给予医疗补偿 825 万元，参合农民住院补偿比例已达到总费用的 24.5％，参合农民在县内住院治疗费用支出负担平均降低了 40％以上。2020 年，昌黎县农村居民参合率为 95.41％。

新农合在为农民减轻就医负担方面起了明显助力作用，成为政府的德政工程、惠民工程。①

与人民公社时代的合作医疗一样，新农合的推行旨在为农民提供基本的必需的医疗保障制度，二者都体现着公平正义的原则。然而，新农合又是一种创新，它是由传统社区保障走向现代社会保障的努力。在新农合的实施过程中，政府的角色得到了重新定位，农村医疗保障的能力得到提高，保大病、高层次、多层面的新型农村合作医疗制度赢得了农民的赞同和支持。然而，中国的新型农村合作医疗刚刚起步，仍有诸多问题亟待解决，如预付制问题、保大保小问题、医疗工作者的服务问题等。此外，在新农合的实施过程中还暴露出农村医疗领域尚待解决的一些问题：如何提高乡村医生的医术和待遇？如何重建巡回医疗制度？如何提高村民的健康观念？在推广新农合的同时如何鼓励引导村民购买商业保险？农村医疗改革中的这些问题仍需全社会的关注和思考。

农民看病贵看病难、村庄卫生隐患增多、公共卫生服务效率低下等不仅是侯家营村，也是其他村庄的共同难题。改变乡村医疗卫生困境的关键在于坚持公平正义的价值取向，以农村为工作重点开展公共卫生与基础医疗服务。同时，卫生事务应结合乡村经济与文化生活展开，以真正增加农民福利、提高农民生活质量。

开展医疗卫生事务是乡村文化建设的重要方面，也是新农村建设的基础组成部分。在社会公平正义的价值取向下，通过构筑医疗保障网络、改善村庄人居环境、发展大众体育与大众文艺等文化建设项目，有可能使村民分享到现代化的好处、感受到社会主义的优越性和村庄生活的实际意义，同时亦能增强农民的村庄认同感与集体意识，增加村庄凝聚力。

开展乡村医疗卫生事业应与村庄经济、政治、组织和文化建设紧密结合，其共同希望是将那些散沙式的、原子化的村庄变成凝聚的、富有道义的、朝气蓬勃的村庄，是要让生活在其中的农民也能够对村庄有归属感、对生活有满意感、对未来有期待感。

---

① 昌黎县新型农村合作医疗管理中心：《合作医疗简报》，第6期，2007年10月26日。昌黎县卫计局：《扎实做好新农合收缴工作》，2020年10月13日。

专业医疗卫生体系走进乡村

一个时代有一个时代的标志和记忆。

就医疗卫生领域而言，近七十余年间中国农民见证和经历了农村医疗卫生走过的变迁之路。评价卫生服务质量可以从四个方面入手：卫生服务是否有效，公众能否利用到有效的卫生服务，提供服务的数量和质量是否充分、可靠，费用是否低廉。① 本书对 1949 年以后农村医疗卫生状况的分析借用了这一标准。

20 世纪 50 年代，无处寻医看病的农民忍受着疾病带给他们的伤痛和苦楚，农民对卫生资源的可及性与可得性都极为低下。家庭和家族是患病者依靠的主要对象，除了医疗技术的制约，家庭经济状况在很大程度上决定着病人能否得到及时治疗。乡间久已存在的迷信思想、乡村医疗条件的简陋和村民有病乱投医的心理使得乡村土医成了很多患病农民寻求救助的对象。

在此背景下，新的国家政权做出了自己的努力：鼓励并引导中医发挥作用是这一时期医疗卫生工作的一大特点，对中医的利用在一定程度上缓解了当时医疗资源和服务极度匮乏的局面。在集体经济体制下乡村形成了一支初级卫生力量，农业社保健员、卫生急救员和基层防治员构成了新中国成立后昌黎县农村的第一支卫生队伍。他们伴随着农业合作化的高潮，伴随着农民日益高涨的生产热情发展壮大。"遍地撒下卫生网，各种疾病消灭尽，保证农业大跃进，队队组组出'卫星'"② 是培养这支医疗队伍的目的所在。"预防为主"原则在他们接受培训的过程中得到了着重强调，回到农业社后，保健员和卫生员负责处理简易外伤、急救，并协助医生进

---

① 李鲁：《社会医学》，北京：人民卫生出版社，2007 年，第 166 页。

② 《百牛乡成立人民公社　卫生事业起了巨大变化》，《健康报》，1958 年 9 月 3 日。

行传染病的预防管理、妇幼保健工作；基层防治员则基本掌握了农村常见传染病的防治措施。

此外，重视和关注妇幼健康、领导人民开展卫生防疫运动一直是新政府致力于人民健康的重要方面。新中国成立后的妇女保健工作首先体现在改造旧法接生、推行新法接生上，对妇女经期、孕期、产期、哺乳期等方面的相应保护性规定也体现了对妇女的身体关怀和健康关照。婴幼儿的保健工作主要集中在疫苗接种方面。到 20 世纪 60 年代昌黎县境内儿童的常见疫病已基本根除或得到控制。全民开展除四害的爱国卫生运动初见成效，这不仅有助于消灭疾病，还起到了移风易俗之效。除四害与妇幼保健工作一样，进一步提高了民众的身体素质。

在农村医疗卫生史上，20 世纪 50 年代是一个农民自我保护和集体开始发挥保障作用的交错时期，60—70 年代则是具有里程碑意义的时期，合作医疗、赤脚医生、巡回医疗、采药制药、针灸拔罐、卫生运动成为这 20 年间中国乡村医疗卫生工作的特色。左肩扛锄头、右肩背药箱的赤脚医生为村落里的人们提供着最基本的医疗服务，他们成为公共健康领域的社会主义美德典范。集体制为农民撑开的是一把低层次的保护伞，但是这把伞却能够覆盖大多数社员。农民的健康第一次得到集体保障的信诺，家庭仍是他们的归宿，集体却成了他们求助的主要对象。

作为独具中国特色的基层医疗模式，合作医疗的推行、赤脚医生的培训上岗使得中国乡村有了低廉的医疗资源和便捷的医务人员；巡回医疗制度的确立让越来越多的城里医生走进了乡村、走进了村民家里；爱国卫生运动的不断开展则继续改善着农村的卫生条件，消灭了引发常见疾病的多种源头，由此带来的乡村医疗卫生条件的改善、农民身体素质的提高，使得中国成为发展中国家解决农民医疗问题的典范。这一时期的中国拥有了也许是世界上最好的健康改善记录：婴儿死亡率的降低、计划生育政策的实施、各种传染病和性病感染率的显著下降、预期寿命不断增加，活到六七十岁甚至更长年纪已经极为普遍。有外国学者称，如果说40 年代的中国到处充斥着战争与不幸，那么 70 年代的中国俨然是一个充满和平与爱的国度。①合作医疗的实行、公共工程的建设、公益事业的开展这样一幅年代久远的褪色油画长久地镶嵌在走过那个时代的人们的记忆里。

合作医疗制度是具有中国特色的农村医疗保健制度，是公社制度框架内的一项创新，它的出现与中国农民的特性和需求、中国政治经济的转型以及传统文化的影响都有着密切联系。然而经历了 20 世纪 70 年代的勃兴期后，合作医疗制度走上了衰落解体之路。设计上的疏漏和不成熟是合作医疗解体的重要原因，合作医疗的主要实施者和受益人同时也是制度的冲击者和破坏者。在政治体制和经济体制步步转变的同时，合作医疗失去了继续支撑下去的经济基础，政府也没有很好地发挥对制度走向的导向作用，结局便是它越来越不能适应形势变化和群众的要求。

对集体化时代侯家营医疗卫生状况的考察表明，该时期中国农村的医疗卫生事业不仅成效显著，而且在农村医疗卫生建设上逐渐形成了符合农村实际的现代传统和极富特色的中国道路，其中以合作医疗的实施为最大特色。集体化时代的农村医疗卫生设计并非简单依据各种现代化要求或现代性话语进行建构的，而是新政权从自身指导理念及中国实际出发，以农村为重点，整合中国本土资源，借鉴西方医疗体系形成的中国模式。新中国成立后的 30 年，中国以成功发展革新性的医疗体制和强调预防为主的医疗卫生体系留给世界以深刻印象。

然而在下一个 30 年间，医疗卫生体系却发生了"戏剧性变化"：公益性导向走向商品化导向，预防为主走向治疗为主，中西结合变成依赖西医，以农村为重点变成偏重于城市。有学者因之以"大逆转"形容中国医疗卫生事业的巨大转变，② 随时可能遭遇的疾病风险和高昂的医疗费用又让农民有了危机感。因病致贫，因贫致病，贫病交加成了许多农村家庭的恶性循环，这种情况在 20 世纪 90 年代以后日趋严重。在侯家营的两次调研期间，村民们向我们讲述了许多发生在他们自己及亲人朋友身上的贻误

① Margaret Stanley, "China: Then and Now", *The American Journal of Nursing*, Vol. 72, No. 12（Dec，1972），pp. 2213 - 2218.

② 陈美霞：《大逆转：中华人民共和国的医疗卫生体制改革》，2001 年，经济史论坛 http：//economy. guoxue. com/article. php/8420.

治疗、放弃治疗、难以治疗的故事，这其中有耄耋老者，有壮年之人，还有韶华青年。与此同时，公社时期遭到严厉打击的各种迷信活动再次浮出水面且有愈演愈烈之势。

中国从计划经济走向市场经济，"为人民服务"的信条已经被"致富光荣"的观念所取代。乡村的传统合作、互助关系转化为个体竞争意识，这时的农村已经渐渐失却了合作能力与合作行为，利益、竞争取代了公益、互助。蒸蒸日上、充满活力的侯家营还向人们展示着另一幅并不美妙的图景：村道破败、无人整修；村民占街，纠纷时起；池塘污染，垃圾遍布。公共卫生和公益建设成为远离居民生活、让他们感到生疏的词语。

2003 年试点、2007 年全面推行的新型农村合作医疗制度，标志着中国在农村医疗保障问题上终于迈出了里程碑式的一步。20 世纪 80 年代后因医疗领域市场化改革产生的种种问题使得中央重新考虑合作制的方式解决农民看病难、看病贵的问题。实行新农合、建立健全农村三级卫生服务网络是解决农村医疗卫生问题的重点所在。与 30 余年前的合作医疗制度相比，两次合作医疗都属于实行健康人群和患病人群医药费用再分配的风险分担机制和互助组织范畴，二者旨在缩小城乡在医疗可及性与可得性上的差距，实现最大化的卫生公平和卫生正义，因此在理念上二者是相通的。新农合还具有自己的创新之处，它从社区保障走向社会保障；从保小病走向了保大病；从低层次统筹走向高层次统筹；从单层面保障走向多层面保障。可以说，新农合既是一种回归也是一种新生。

国家从宣传、引导、支持的角色转变为宣传、引导、支持、资助四位一体的角色，传统的社区医疗保障开始向现代社会保障制度迈进。在卫生总量不断提高的同时，让农民享受得到、享受得起医疗资源与保健服务是新农合的目标。新型农村合作医疗制度回归了公社时代合作医疗制度的灵魂理念，并在合作医疗制度身上汲取了丰富养料后开始了新生。中国在农村医疗保障上有过辉煌、也有过失误，如何评价不是最重要的，关键在于新的保障制度要如何借鉴历史经验教训。此外农村医疗卫生工作要想取得实效，单靠新型农村合作医疗的开展显然不够。在降低农民医疗风险和压力的同时，也需要加强村庄环境和家庭卫生工作，以改善农村人居环境，减少各种环境疾病的发生率。

当我们回顾中国农村在医疗卫生领域的变迁之路时，我们看到这条道路上充满着否定与被否定的求证。从合作到个体再次回归合作，这是一条即使走过弯路也割舍不断的过程，这是一个有成绩、有失误，不断完善的、螺旋前进的过程。农村医疗卫生领域的步步变革在一定程度上反映着中国政治和经济体制的变迁过程，变迁带来过欣喜，也带来了阵痛，而我们要做的不仅是感怀，更重要的是反思。

新中国成立后的 30 年间在控制传染病、降低婴儿死亡率和健全医疗保健机构方面做出了显著成绩，卫生状况得到了极大改善，医疗卫生领域取得的成就推动了中国的现代化进程。[①] 就农村而言，合作医疗制度在农村的推行与开展是解决农民看病就医问题、改善农村医疗卫生状况的关键所在。从一定意义上说，集体制为合作医疗的运行提供了政治基础和经济保障。如今，对于集体化和公社制度的种种弊端学术界已经有了深入研究，但是我们还应看到的是，中国在 1949—1980 年所取得的发展是中国现代化进程中的一个非常重要的时期。政府运作的高效性、集体经济的发展、人民公社的成立、群众运动的开展等，推动了中国的现代化进程：此 30 年间不仅现代工业稳步发展，现代农业开始起步，农村的医疗卫生、教育、水利、道路等公共事务也渐次展开，这些成就成为中国现代化进程新阶段的起点，它们为后公社时期的发展做好了准备，国家的干预和集体经济的存在为这些生产事务和公共事务的开展奠定了基础。

面对疾病风险，中国农民经历了独立承担—合作分担—独立承担—合作分担颇有几分戏剧化色彩的变化。回归新农合在一定意义上证明了组织农民走合作化道路的可行性，政府在两次合作医疗运行中都担任着重要的角色。集体化时代政府承担着掌舵者的角色，作为划桨者的集体组织成为国家政策在基层的执行者和公共服务的提供者；而新农合的有效推广也与政府的宣传、引导、支持、直接资助分不开。农民对两次合作医疗的认同与支持很大程度上是因为国家利益顺应了民众诉求，党和政府始终是在倾听底层的声音、朝着维护公众利益的方向前进。

---

① ［美］吉尔伯特·罗兹曼：《中国的现代化》，国家社会科学基金"比较现代化"课题组译，南京：江苏人民出版社，2005 年，第 411 页。

　　在农村社会政治、经济改革不断深入发展的今天，中国的农民正面临着新的课题，农村中的"私·个人"侧面已被强调至极，农村的现实和未来显示出新的迷茫和不确定性。① 当前农村社会改革更应注重农村社会中"公·集团"的侧面，通过开展大众医疗、大众体育与大众文艺等文化建设唤起农民的村庄认同感与集体意识，促进村民合作、增加村庄凝聚力，进而实现农村的现代化。

　　侯家营这样一个普通村庄自 1949 年以来经历着一系列变化，有些变化让农民欢喜、欣慰；有些变化让农民失望、焦虑。同中国千千万万个村庄一样，侯家营人以自己独有的心态和方式应对、评价着这些变化。村子里每天都在上演着各式各样的故事，每则故事都有其内涵和韵味。就笔者重点关注的医疗体制变迁而言，近 50 年来侯家营人经历了农村医疗巨大的变化，对于这些经历他们有着自己的理解和感悟。他们的声音、他们的感悟正是研究者所应关注的，他们的评价也应该作为政策评价的重要标尺。

---

　　① 张思：《近代华北村落共同体的变迁——农耕结合习惯的历史人类学考察》，北京：商务印书馆，2005 年，第 4-5 页。

第三篇

不曾遗忘的世界：
乡村民俗医疗的延存与变迁

你不懂得农民的过去，不懂得传统怎样支配他们的行为，就不懂得农民，更不会懂得正在变化中的农民。①

——费孝通

谈及"医疗"二字，我们总能想到的是诸如血压计、手术刀、止血钳、胶囊片剂一类的物件，又或者是穿白大褂、戴口罩与手套的全副武装的专家大夫。仿佛这些就是"医疗"二字所隐喻的全部含义。在科学理性主义者的眼里，庙堂里的神像、田垄边的野草、宗教处所的默默喃语、巫婆神汉的种种所为以及普通百姓所因循的种种习俗与禁忌规定，如被冠之"医疗"，简直是对这二字的亵渎。在他们看来，医疗所包含的应该是专业的、西方式的、以细菌、病毒论为基调的科学体系，而这些乡野之人所操持的种种所为不过是迷信的、荒诞不经的、毫无科学道理可言的。

然而，正是这些在下文中被笔者称之为"民俗医疗"的种种行为，不仅留存下来，还被民众应时应景、自然而然地进行了重塑与改观，以一种新的、有别于旧传统的面目，深刻、鲜明地存活与发展于农村的土地上。这种"传统的再造"是生动有趣且值得玩味的。各种民俗医疗行为的存在与发展、留存与变迁，从一个个侧面表征着经济发展、社会转型、乡村变

---

① 费孝通：《走出乡村》，北京：人民日报出版社，第60页。

动等问题，是乡土大众历百代乃至更久远的时间、于生产生活中积累而得出的有效经验，是先辈们流传下来的"灵验的遗产"，是老百姓围绕病与医的问题，自然而然去遵循与操作的"生活常识"。

现代医疗科技并非万能，人的身体亦非现代化可全面改造。面对人类对超自然信仰的永恒需要及终极关怀，当代学术研究者不得不承认，医疗涉及一个民族的文化和身心协调的部分，这是许多文化共有现象和态度，而不单纯是医疗水平高低与否的问题。[①] 民俗医疗的变迁同样昭显着乡村医疗卫生事业的发展道路和乡民应对病患的态度方法，反映着乡土社会的某些特质。因此，对民俗医疗的研究，不是毫无意义的。

在广大农村地区，普遍存在着包含民俗医疗在内的多元化医疗行为/复向式求医行为。民间的医药习俗、医疗禁忌、民众求治途径等，不仅内容丰富、形式多样，而且富含蕴义。这些民俗医疗传统在乡村有着久远的历史。乡民关于病因的解释、治疗的仪式、须知的禁忌等都有着重要的社会文化意义。对于研究者来说，理解乡村医疗卫生状况，如果抛开民俗医疗是不全面的。

---

① 杨翎：《台湾民俗医疗——汉人信仰篇》，第21页。

第一章

走进沙村，走近乡民

在《蒙塔尤》的开篇，勒华拉杜里曾经引用过《奥义书》中的一段文字：

> 孩子，通过一团泥，便可以了解所有泥制品，其变化只是名称而已，只有人们所称的"泥"是真实的；孩子，通过一块铜可以了解所有铜器，其变化只是名称而已，只有人们所称的"铜"是真实的。……①

提取一片水域中的一滴水珠，借助日益增多的资料，对于历史来说，这滴水珠渐渐变成了一个小小的世界，这个小小的世界在一定程度上又反映着一片广阔天地。沙村，正是这样的一滴水珠，它折射的内容部分地反映着中国乡村这片波光斑斓的水域。

本书以鲁中沙村为例，考察了该地的民俗医疗系统。处于泰山西麓的沙村在民俗传统方面具有自身特点，如当地民众对泰山娘娘、泰山石敢当等的民俗信仰、当地基督教的较快发展等。笔者生于斯，长于斯，对村落内经年流传、悄然变迁的习俗传统感同身受、体会深刻，这种天时、地利、人和的有利条件是笔者选取该地进行民俗医疗考察的主要原因。

第一节　沙村概况

"把故乡当成田野或者研究对象，并不是想探讨一个未知世界以满足自己的求知欲，也不是想对之进行一番客观的精细的描述，更不是为了在自己的故土验证一个比如来自学院或是西方的学院的理论，而是为了对于那些一直耳熟能详的故事、习俗，做出更透彻的了解和解释，弄清它们的

---

① ［法］埃马纽埃尔·勒华拉杜里：《蒙塔尤：1294—1324 年奥克西坦尼的一个小山村》，许明龙、马胜利译，北京：商务印书馆，2003 年。

来龙去脉和内在意蕴，从而增进对家乡的了解。"① 对沙村的考察与研究，笔者亦抱有如此态度。

沙村②是山东省肥城市下辖的一个普通的自然村兼行政村，地理坐标为北纬 35°53′～36°19′，东经 116°28′～116°59′。

肥城市位于山东省中部偏西，东岳泰山的西麓。该地属温带季风气候，四季分明，光照充足，气候温暖，境内物产丰富。沙村位于城区西南约 3 千米处，西、南面皆与村庄相邻，东、北则直通市里，全村四面有省道环绕，交通极为便利。据沙村碑铭记载：该村建于元朝末年，因沙多而得名，这种沙质土壤使得该地的桃子和西瓜质量较高，在市内口碑很好。

沙村现有人口 1 200 余人，经济来源以种植粮食和桃为主，经济收入在所在的新城办事处辖区居中上水平。粮食作物主要为小麦和玉米两种，经济作物以花生、大豆和棉花为主。该村是肥城市万亩桃园示范基地的所在地之一，全村 95% 的家庭都经营桃园。但是随着近年来肥料、农药等投资类产品价格的持续上涨以及桃子价格的不断跌落，越来越多的农民开始外出打工补贴家用，夏秋桃子成熟之际停工在家。外出打工农民年龄集中于 20～40 岁，他们多是常年在外打工，一年回家一到两次，家里的土地和果园由其妻子或父母帮忙经营照料。从事种植业和外出打工的农户多数家境一般，村干部与从商者（包括建筑工头、开工厂、开饭店、卖水产等）是村里的富裕群体。

沙村村民文化程度普遍较低，40 岁以上的村民大多是初中及以下文化水平，外出打工的年轻人也多是初中辍学。近年来，日益增加的经济负担和精神压力，使得村里人逐渐重视子女的文化教育。许多年轻夫妇千方百计花大价钱将孩子送至城里的学校就读，他们希望自己的孩子从此跳出农门，不再重复这种面朝黄土背朝天的生活。

沙村示意图见图 3-1。

---

① 刘宗迪：《从书面范式到口头范式：论民间文艺学的范式转换与学科独立》，《民族文学研究》，2004 年第 2 期。

② 因种种不便，文中对村庄及村民姓名进行了处理。

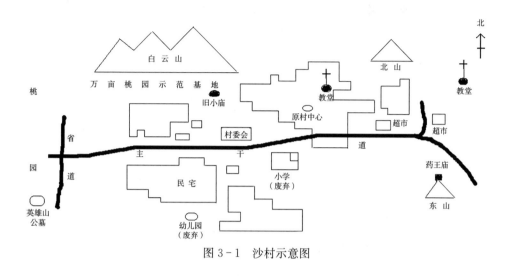

图 3-1　沙村示意图

第二节　医疗卫生之变迁

　　肥城历史较为悠久，但有文字记载的医绩医事寥若晨星。遍查现存的几部县志，几如空白。辛亥革命后，该地医药渐有发展。据 1911—1949 年不完全统计，县内先后有中药店铺 121 家。至 1949 年全县从事中医人数已近二百，但多数是游医街市，医术平平。肥城的西医起始较晚，且收费昂贵，以治疗黑热病为例，每治一人需小麦六百余斤，普通百姓难以承担。

　　新中国成立后，肥城县政府设卫生科，认真贯彻"面向工农兵，预防为主，团结中西医"的卫生工作方针，使县内医疗卫生面貌发生巨大变化。在 1958 年"大跃进"中，曾有部分大队保健站办过"互助医疗"，后因经济困难而停办。[①] 1968 年下半年，合作医疗制度在农村基层逐渐实行。合作医疗最初由生产大队与社员共同集资办理，后又发展到由公社、

---

　　① 《关于发展农业社保健站的意见》，1958 年 4 月 21 日，肥城市档案馆藏，1-2-228；《中共肥城县委关于建立人民公社卫生医疗机构的通知》，1958 年 11 月 29 日，肥城市档案馆藏，1-2-213.

大队两级管理。① 根据 1974 年泰安地区合作医疗情况表来看，肥城县有公社 12 个，实行合作医疗的公社有 4 个，占 33.3%。全县有生产大队578 个，实行合作医疗的大队有 488 个，占总数的 84.4%，平均每个大队有赤脚医生 2.05 人。② 1981 年后，随着农村生产责任制的落实，农民治病多为自己拿钱，合作医疗制度也停止实行。截至 1985 年，全县已有各级医疗卫生机构 837 处（包括 511 处村办卫生室），拥有各类卫生人员2 406 人（包括 1 198 名乡村医生）。一些长期危害人民健康的传染病，如天花、霍乱、伤寒、白喉、黑热病、丝虫病等已先后被控制或被消灭。③

2003 年 10 月，泰安市开始实行新型农村合作医疗试点工作，肥城市有 7 个乡镇参加了新农合试点工作，沙村包括在其中。农民每年缴纳 10元，市、镇两级财政对参合农民每人每年补助 10 元，共计 30 元。④ 到2007 年初，肥城市全部行政村都纳入合作医疗体系，群众参合率达到 82.3%。⑤

如今的沙村有一家卫生服务室，有医生两名，都是由赤脚医生进修而来的乡村大夫，另有护士一名，负责输液、护理等日常工作，村民小病多到此就诊。遇有急重病，多前往市人民医院或中医院就诊。村民有病多看西医，除了某些妇科病、慢性病和西医西药效果不明显的疾病外，村民很少看中医吃中草药。2007 年以来，沙村绝大多数村民加入了新农合，参合费由最初的 10 元升至 20 元，报销标准也由 30% 提高到 55%。三年来，很多村民治疗费用得以报销。如，陈某，女，49 岁，食管癌做手术花费 5万多元，报销 2 万元左右；郭某，女，84 岁，因肺炎、心脏衰竭入院，治疗费用 2 100 余元，报销 800 多元。参加新农合的农民还享受在村卫生

---

① 《肥城县革命委员会关于贯彻全省卫生工作会议精神的意见（草稿）》，1969 年 12 月 6 日，肥城县档案馆藏，2-1-59；《肥城县革命委员会生产指挥部关于进一步发展农村社会主义合作医疗制度的通知》，1972 年 2 月 26 日，肥城市档案馆藏，2-1-204.

② 赵之兴：《泰安卫生志》，第 33 页。

③ 参见肥城县文史资料研究委员会：《肥城文史资料》，第 3 辑，1989 年 11 月，第 80—83 页。

④ 《肥城市人民政府办公室印发〈肥城市新型农村合作医疗试点工作实施意见〉的通知》，2004年 11 月 1 日，肥城政务信息网，http：//www.feicheng.gov.cn/contents/111/9601.html.

⑤ 《肥城市新型农村合作医疗进展顺利　参合率达 82.3%》，2007 年 1 月 31 日，泰安政务信息网，http：//www.zsyzw.cn/news/9/136/713/.

室和定点医院拿药减免 30％费用的优惠。

2010 年肥城市制定的新农合政策为，参合农民每人每年交费 20 元，市（县）以上政府每人每年补助 100 元，人均基金总额为 120 元。在定点卫生院、村卫生所和社区服务站就诊，西药费、中成药费、治疗费报销 30％；各种辅检费、中草药费报销 40％；针灸、推拿、拔罐等中医适宜技术费用报销 50％，门诊补偿最高限额 100 元。住院报销每人累计限额为 4 万元，乡镇卫生院、市直医院和上级医院报销标准分别为 70％、50％和 45％。① 对村民来说，药费报销特别受益，报销完毕后卫生室的药品价格与私人药店价格相当，而且前者的进货来源更有保障，这大大减少了村民去私人药店买药的次数。许多村民的合作医疗证干脆直接放在了卫生室，每次拿药直接抽出划卡。

近年来，村里罹患癌症的患者不断增多，一方面是现代社会食品质量不安全；另一方面，污染日益严重，村民对食品和家居卫生不够重视，喷洒农药时防护措施不力。不少男性村民过度饮酒、吸烟，等等，这些都是诱使村民患病的重要因素。除了癌症，高血压、脑血栓、冠心病、糖尿病等病种的发病率也逐渐增加，这些病几乎都要长期服药以控制病情，一旦病情加剧，入院治疗就需支付大笔的费用。另外，现代社会中的各种经济、情感和社会交往问题，也常常给村民带来烦恼和困扰，农村精神与心理疾病患者有逐年增加趋势。面对各种各样的疾病以及由此带来的心理困扰、精神压力和经济重负②，堆满精密仪器和充斥着消毒水味道的医院固然是病人常要造访之地，村落里那些经年流传的习俗与传统也仍然活跃在民众的心里和现实生活中。

---

① 肥城市新型农村合作医疗管理办公室：《2010 年肥城市新型农村合作医疗政策指南》，2009 年 10 月 30 日，肥城市卫生局，http：//www.fcswsj.gov.cn/E_ReadNews.asp？NewsID＝456.
② 村民虽多数加入新农合，但参加医疗保险的少之又少，而许多病种的治疗方案和所需药品并不在新农合的报销范围之内，因此遭遇这些病症时，村民的经济压力可想而知。以某村民为例，2009 年底被确诊为肺癌，已做化疗 6 次，花费约 20 万元，多数花项无法报销。

第二章

乡村医疗面面观

满意的安慰，没有比神力更大的了。[①]

——容肇祖

民俗医疗可分为两大类：一为超自然的，如乩童、扶乩、算命、看相、卜卦、收惊、拜庙、符水、诗签等；二为经验的，如产婆、地摊膏药、偏方、秘方等，也包括食物冷热观及家庭医疗法。[②]超自然信仰疗法与社群的宇宙观、宗教信仰密切相关，是一种寻求身体、灵魂、人际关系甚至整体社群改善的宗教仪式性治疗，而经验疗法多是代代传承及口耳相传的保健观念。在沙村，当村民遭遇疾病时，他们常常会调动所有办法以求得疾病的早日化解。在他们那里，神灵及其功能都是杂烩的，求神一则是民众对传统的因循与改造，二则出于规避风险的功利心理和寻求慰藉的精神需求。位于泰山脚下的沙村，绝大多数村民都信奉泰山老母，相信她能送生保育、祛病防疫。村里的庙宇和庙宇内的神灵也曾是村民虔诚跪拜的求祈对象。20世纪90年代以来，基督教在沙村迅速发展，并在10年间吸引了村里多数妇女，基督教成了被引进的新"偏方"，耶稣则成了村民心中排忧解难、化解厄运的外来神灵。

第一节　泰山娘娘信仰

对于泰山周围的居民来说，沐浴在神圣泰山光芒下，他们对玉皇大

---

① 容肇祖：《妙峰山进香者的心理》，叶春生主编：《典藏民俗学丛书》，中卷，第1074页。
② 张珣：《疾病与文化》，第95页。

帝、碧霞元君、王母娘娘等的信仰往往更为执著和热烈。其中，碧霞元君（村民一般称之为泰山娘娘或泰山老奶奶）被当地民众视为最为灵验的神灵。沙村村民，尤其是老年人，信奉泰山老奶奶能够祛除恶病、还其健康，并能保佑信徒达成目的、实现愿望。此外，村里的两座小庙也曾经是村民遇有难疾的问道之处，他们总是怀着一贯的甚或暂时的虔诚，希望神灵能够助己一臂之力，以化解危机、走出厄难。

泰山娘娘，或称碧霞元君，是中国历史上影响最大的女神之一，尤其是明清以来，她的影响力已大大超过了东岳大帝，并且走出山东，成为中国北方广大民众心目中地位极高的神灵，与南方的妈祖并称北南两大女神。

如今，碧霞元君信仰仍很兴旺，不仅泰山有祠，各地也建有很多的"娘娘庙"，并常在左右配祀送子、眼光、催生和天花四位娘娘。民众眼里的碧霞元君神通广大，能保佑农耕、商贾、婚姻，能疗救伤者，还能使妇女生子、儿童无恙。多少年来，人们不辞辛苦登上绝顶，求子求福、许愿还愿、乐此不疲。

吕继祥从泰山娘娘庙多以送生娘娘、眼光娘娘配祀来看，将其司职分为三大方面：送子保育、祛病防疾与除暴安良。[1] 其中祛病防疾的职能，是本书探讨的重点。碧霞元君在沙村也有诸多信徒。

疾病的治疗，要放在一个社会环境里讨论，才会具有意义，"治疗"是一种文化过程，怎样让一个病人对自己的疾病得到合理的解释和社会意义，亦是不容忽视的问题。[2] 同专业化医学相比，与宗教信仰相关的民俗医疗常常视疾病为超自然因素所引起，仅靠医药难以对付，作为治疗者的巫术人员和患者家属往往认为诊断查出病因是最重要的治疗。病人求助于巫医时，巫医提供的不在症状之去除，也不在解释"疾病如何得来的？"，而是给病人了解"为何是你，而不是别人？"在于给病人一个超越经验、超越病痛的解释。[3]

事例：2010 年 2 月 22 日，11 点 40 分，笔者跟随村里的两名妇女玉

---

① 吕继祥：《泰山娘娘信仰》，北京：学苑出版社，1994 年，第 36 页。
② 郑志明：《生命礼仪的文化治疗功能》，《宗教与民俗医疗学报》，2006 年第 4 期。
③ 张珣：《疾病与文化》，第 19 - 23 页。

兰与小樱来到泰山。玉兰40多岁，2009年女儿生病，她曾到泰山求愿，如今孩子病体康复，玉兰如约来此叩谢泰山老母。小樱30多岁，这次陪同玉兰上山，是来许愿的，她已结婚数年，一直未能得子，遍访中西医，吃药无数，始终不能如愿。因此，前来求祈，希望泰山老母和送子娘娘能圆自己这个梦想。因为正值新年伊始，进山烧香的人很多，二人没有去山上的碧霞元君祠，而是就近来到红门宫的碧霞元君殿。此时元君殿前的香炉里已插满高香，几十名香客正在那儿焚香。两人只好先到香炉旁的石桌前摆放供品。

玉兰带来了一只鸡，一条鲤鱼，一块方肉，一碗丸子和一碗豆腐，小樱则从包里掏出了桂花酒一瓶、苹果、橘子、香蕉、鸡蛋各三个。二人将这些东西摆放齐整，并放上五双筷子，还有五个酒盅，全部斟满了酒。在此过程中，玉兰一直在跟泰山老母"说话"：

"我们来看您老人家了，今天正月初九，路上人真多，一过年公共汽车又涨了两块钱。"

"给您老人家带来了鸡、鱼、肉、菜和鸡蛋，还有水果，还有一瓶酒，让您乐呵乐呵。"

"乐乐（注：玉兰的女儿）的病彻底好了，没了您就是不行，这次还这样。这不我来答谢您老人家来了，从来就没忘了您老人家。"

"她跟我一块儿来，结婚快十年了，就是怀不上，我跟她说，你去求老奶奶，准成！这不就来了，您就给她个小虎娃，让她高兴高兴，等她生了再来看您！"

在此过程中，小樱只是默默摆放菜肴，一直没有言语。玉兰念毕，从包里掏出了一件红袍压在泰山老奶奶神像下。然后二人掏出文书压在打好的黄纸上，文书内容如下：

弟子潘玉兰系山东省肥城县沙村人氏，为感谢老奶奶治愈女儿陈××之病，今乘良辰吉日来此敬备茶酒点心，荤素菜肴，金银宝镙若干，并敬献老奶奶锦袍一袭，恳祈老奶奶保佑全家身体健康，出入平安，诸事平顺。另外，二子陈×今年6月参加高考，祈盼老奶奶赐予聪慧，高中榜首。

公元二〇一〇年正月初九

肥城市沙村村民李×特来此跪求元君，默求元君保佑全家身体康泰，疾病不生，庄稼丰收，六畜兴旺。跪求元君赐我孩童一名，保佑我与丈夫感情融洽。如能应允，必前来重谢。

二〇一〇年正月初九

两人来到火池旁点好香，站在殿前鞠了三个躬，并将带来的黄纸和文书一同焚烧。一旁的工作人员将小樱带到殿内，递给她一根红线让她拴个娃娃，并说："老奶奶跟前的娃娃都是开过光的，你想要男孩拴男孩，想要女孩拴女孩。"小樱拴了一个男孩，并压上 100 元喜钱。工作人员用红布包了娃娃递给她，说："回去后把娃娃放到床头前，好好供奉，老奶奶保佑你早生贵子，保佑你全家平安。"两人在殿内磕了十个头，又在殿外的石桌旁磕了十个头。小樱还到一旁的送子娘娘处进香叩拜，二人收拾了供品离开，这些供品还要拿回家分给大人孩子品尝，因为被泰山老奶奶享用过的食物，凡人吃了必定消灾祛病，有百利而无一害。

元君祠里香客的信仰活动可分为两种情况：一是香客求神敬神的活动，主要表现为香客求平安、求子、祛病消灾、许愿还愿等一系列活动。二是香客借助神灵参与的进香活动，主要表现为神婆通过神灵附体求事和香客通过神灵托梦献旗。[①] 当遭遇无法解决的痛苦与烦忧时，向泰山老母进香许愿也是村民想到的办法之一，这其中绝大多数愿望与治病、求子相关。玉兰与小樱一个还愿，一个许愿，还愿者答谢泰山老奶奶时希望元君继续保佑全家，并提出新的请求（儿子高考成功）。许愿者也希望元君能保佑自己早日生子，并希望以此缓解与丈夫因不育可能造成的感情危机（图 3-2）。

除了祛病消灾外，民众对碧霞元君的朝拜还带着预防疾病的心理。岱顶的碧霞祠院内有一块铜碑，俗称御碑。来这里烧香叩头的信客们常常用硬币或者石块磨御碑，口里念叨着"御碑磨，御碑碰，磨碰御碑不生病"。之后用磨碰御碑的手摸摸头，摸摸胸，摸摸腰腹，摸摸腿脚，俗称，摸过的地方不再生病了。如今热衷于此的信众有增无减，不仅御碑被磨碰的光滑古旧，就连碧霞元君祠门口新放置的大香炉，也成了人们磨碰祛病的好

---

① 张璐：《泰山红门宫民间信仰的调查与研究》，硕士学位论文，山东大学，2009 年，第 40 页。

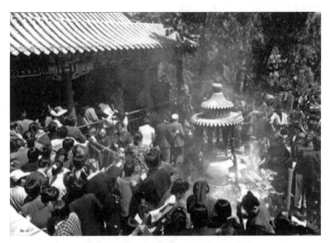

图 3-2　泰山老奶奶处的祈福活动

去处。除了碧霞元君祠里的御碑，王母池前的月石同样有去除疾病之功效。从王母池抽出来的水分装在一个个塑料桶内，也成了香客用以治病的"圣水"。王母殿旁的药王殿，内祀药王孙思邈，大殿左墙角下的小草儿，据说能入药，也有祛病防疾之用。这些涉及祛病防疾与保健养生的医疗习俗历经数代而延存至今，它们表达着民众对健康、平安的向往与寄托。

　　可以说，某一地区特有的本地神最能体现民间信仰的地方特色。他们来源于地方性知识和地方社会、历史背景，体现地方意识，反映当地民众的愿望与需求。地方性神祇构成了他们影响力的一个必要组成部分①。这种地方性知识是地区民众生存环境和生活经验的反映。碧霞元君信仰虽然早已走出泰山周围的小片区域，成为北方地区的主神，但是当地民众对泰山、泰山老奶奶的神力有着更深刻的理解和感受。泰山老奶奶之于民众是有求必应的万能神灵。它给破碎的心灵以慰藉，它给贫弱的精神以希望和坚强，并以其众口相传的"实惠"和"灵验"成为民众寻求帮助的主要对象。尤其是面对疾病缠身却难于医治的亲友，人们会愈加迫切地乞求泰山老奶奶的保佑。更何况泰山上生长着灵芝、何首乌、人参等多种名贵中

　　① ［美］韩森：《变迁之神：南宋时期的民间信仰》，包伟民译，杭州：浙江人民出版社，1999年，第127页。

药，至今民间仍有"吃了泰山灵芝草，可以长生不老"的说法。

有一位到过泰山的日本人曾如此描述碧霞元君："她有着美丽而丰满的面容，给人一种可以信赖的庄重的感觉。我理解人们的心情，他们怀着极大的心愿，认为这种心愿不到泰山顶就无法祈祷。"① 顾颉刚在调查妙峰山进香习俗时亦谈到，朝山进香，是信众们生活中的一个重要部分，绝不是可用"迷信"二字一笔抹杀的。这是他们实现理想生活的一条大路。② 对每一个香客来说，这是一个心理压力的释放过程，也是一个摆脱窘境、增强信心的过程。民众面对日常生活中的各种困难和问题，不仅要依靠自身力量，还要求助于无法掌控的超自然力量。不管神的灵验与否，那些执著信仰的农民常常会因此增加了对自我的肯定与信心，暂时减少了心理上的悲虑和忧伤。故，容肇祖言："满意的安慰，没有比神力更大的了！"③

第二节　村庙的故事

在沙村东山山顶，有石屋两间，东侧一间即为旧时药王庙。沙村的老辈人向笔者讲述了他们的祖辈口耳相传的药王的故事：有一年，沙村及其附近地区瘟疫流行，死伤无度，百姓困苦不堪，忽一日，有一位骑白马、着白衣、留长须的老者来到这里，在东山上支起一口铜鼎，开始炼制丹药、行医治病。凡食其丹药者病皆好，方圆几十里的瘟疫很快止消。老者治愈了最后一名患者，骑上白马离开了此地。为答谢老者，百姓在他炼制丹药的东山山顶修庙一座，谓之药王庙。每年中秋、除夕、元宵等节日，村里大多数人都要上山烧香摆供，以求药王保佑全家平安健康。平时家里有得病的，也常到庙里上香祈祷。那些婚后久不生育的妇女也会到药王庙祈求早生贵子，药王成了有求必应的全能神灵。

故事的另一个版本是，药王并未离开此地，他只是骑马去了另外的地

---

① ［日］福井康顺等监修：《道教》，第1卷，上海：上海古籍出版社，1990年，第140页。

② 顾颉刚：《妙峰山进香专号引言》，叶春生主编：《典藏民俗学丛书》，中卷，哈尔滨：黑龙江人民出版社，2004年，第1017页。

③ 容肇祖：《妙峰山进香者的心理》，叶春生主编：《典藏民俗学丛书》，中卷，第1074页。

方为民治病罢了。因为在曙光微醺之时，村里不止一人看见过东山山顶紫烟飘飘，而后便见一身白衣的药王牵着白马下山走远，马背上是装满丹药的褡裢。笔者问过几位村里的长者，他们有的说东山供奉的药王是东汉的华佗，有的说是唐代的孙思邈，持后者说得较多，遗憾的是，在笔者找到的方志资料中并没发现相关内容。

新中国成立以前药王庙的香火一直很旺（图3-3）。"文化大革命"时，庙里的神像、供台都被打破，但逢年过节仍有人偷偷支起一块石板摆供上香。20世纪80年代以后，村里出资重新修葺了两间石屋，但并未再立石像，只是搭建了一块条石，供来者放置香烛点心之用，旁边并有投掷香钱的小柜子。但是此时的药王庙已过了最为繁盛之时，除了中秋与除夕之夜，有几个老年人上山烧纸点香外，大多数村民尤其是年轻人不再登山求拜。再到后来，许多老人腿脚不便，不再上山，药王庙日益落寞，无人打扫，更无人修葺，终在一次夏季暴雨中坍塌了，药王庙曾经缘起、辉煌与灵验的故事也随着老人们的陆续离世被村里人淡忘了。当然，逢着中秋、除夕上供之时，那些50岁以上的村民往往会为药王爷烧一刀纸、典一杯酒，以求药王保佑全家身体无恙，健康平安。需要说的是，每年的农历三月十五，村里总有一二十位妇女相约去东山庙前上供。他们说，这天是泰山老奶奶的生日，东山面向泰山，老奶奶罩着呢，必须得孝敬孝敬老奶奶。

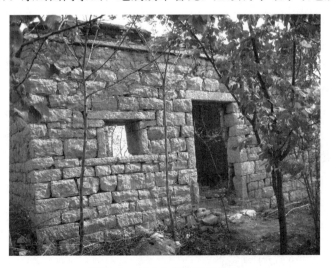

图3-3　东山上的药王庙旧址

村东山顶有着久远历史和神奇传说的药王庙，村西则立过一座石砌的小庙。庙的确很小，充其量算是被放大了几倍的神龛。底下是垒高的基座，上面是小小的庙龛，正中设一香炉，炉旁是一个小供盘。小庙立于丁字马路拐角处，正对南来北往的众人。小庙的历史远不如药王庙久远，它的出现缘于村民李××之子阳阳的一场病。1998 年秋，11 岁的阳阳生病住院，久治不愈，有好事者遂找来了一位神婆为其看病。答案便是要想把病治好，需要在村子西北路口处建庙一座，以积善德，破解厄难，庙不必大，只要诚心修建即可。小庙很快建了起来，阳阳历经 2 个多月的治疗后也终于出院了。此后，李某家人都认为孩子之所以康复，功劳都在小庙。这里面当然有巧合的因素存在，小庙的修建为李某家人提供了孩子必定康复的信念，而这种信念又被大人加注到孩子身上，形成一种积极向上的心理暗示，配合医院的各种治疗方案，患病的孩子得以康复。此后，村里人都说，西北方向的路口处是来往车辆的高峰路段，建座小庙正好看护来往行人，不能不说是一件好事。小庙内的香炉里常有人上几炷香，放几块糕点。而且作为明智的投资者，许多有求于神的村民常常是东、西两庙都要上供，热心的村民每年都会为庙堂贴上崭新的春联。不过 2000 年左右，沙村旧村改造，村子四周全部开通了公路，小庙所在的路段也在规划之内，旧的道路和路旁的小庙被宽阔的柏油马路取代了。小庙的历史终结了，但是人们对庙的特殊情结仍然留在心底，适当以及需要的时候又会付诸行动。

穷困的生活条件与落后的医疗水平，使得乡村的庙宇成为人们寻求慰藉的主要场所。对于老百姓来说，有关健康的民间信仰，并不仅仅是供奉着专门的药王和医圣的寺庙，他们也会向其他的神祈求消灾祛病，几乎每个神祇都是潜在的神医，人们确信祈祷任何的神明都有助于健康。人们面对生活中的各种困难和问题，不仅要依靠自身的力量，而且还要求助于宁可信其有的超自然力量。宗教正是提供了一个行为模式，借以表达人类痛苦，在表达之后得到理解，在理解之后得到忍受[1]。当医疗费用远远超

---

① ［美］克利福德·格尔茨：《文化的解释》，纳日碧力戈等译，上海：上海人民出版社，1999 年，第 121 页。

支，当乡间草医束手无策，当尝遍药草毫无起色，他们需要一个场所用以纾解紧张忧虑的心理情绪，化解对现在的棘手之事和未知结果的恐惧，肃穆安静的古庙便是这样一个为民众提供庇佑的场所。

庙，反映着村民集体性的精神需求，描摹着人们丰富的内心世界。在上述事例中，为祛病、防疾或者求子、求福而进行的进香活动是民众神灵崇拜的一个方面，也是民间信仰的组成部分。这种民间信仰是一种普泛化的信仰，它与人们的日常生活紧密联系在一起，但是又没有明显的教会组织和经典交易。围绕这些信仰而建立的各种仪式活动，是一种集体的心理活动和外在的行为表现。上文所述民众登泰山进香叩拜、摸月石、磨御碑、拔药草等活动，历经时间的洗涤，其宗教性已日益淡化，这些民间信仰中的观念和行为慢慢变成了民俗①，涉及求医疗疾方面的民间信仰活动也就成了民俗医疗的重要组成部分。

这种带有巫术色彩的民间信仰使民众得到了情感的发泄与满意的安慰。不管所信者为何，崇拜自然也好，崇拜神灵也罢，崇拜一神也好，崇拜多神也罢，大都有此种的功效。尤其是改革开放以后，随着个体化生产方式全面展开，有人迅速致富，更多的却是经营惨淡，生活相对贫困。市场经济的变化莫测、致富无门的焦虑懊恼，当遭遇风险的机会与发财致富的机会一样变化莫测时，村民开始为无法把握的未来而惶恐不安。同时，"那些不断变动的意识形态和政治说教越来越难于解释周围并不令人满意的现实世界。于是人们必须转而寻找人性上和精神上的寄托和力量。"②日常生活中的人们，一方面相信科学的强大力量，另一方面又对日常生活中科学所无法解释的诸多现象而困惑不解，他们常常需要一个回答，一个让自己和身边人清楚明白且得到宽慰的答案，科学常常无法做到，神灵却有着通天、通地、通众生的魔力，由神灵信仰建构起来的信仰体系为民众提供了一套简单明了却又无法深究的答案。民众希望通过神与人之间的交

---

① 金泽：《民间信仰的聚散现象初探》，《西北民族研究》，2002年第2期。另外，顾希佳认为，民间信仰本身即是民俗的重要组成部分。参见顾希佳：《浙北民间信仰现状刍议》，《浙江社会科学》，1999年第5期。
② 庄孔韶：《银翅——中国的地方社会与文化变迁》，北京：生活·读书·新知三联书店，2000年，第372页。

流来满足自己的现实要求，他们把世俗性利益寄托在超自然的信仰仪式上，希望他们所信奉的神灵是无所不在、无所不能、随时拯救自己的"超人"。

精神领域跟大自然一样——害怕"真空"，乡民们渴望神灵。信仰是大众生活的需要，也会随社会与民众文明程度的进化而变迁。如若不去改善农村的落后状况，树立正确的理念，制定适于农村的政策，开展行之有效的工作，提高民众的教育水平，改善他们的人居环境，让农村成为农民安于生活、乐于生活的家园，让他们在自己的土地上过上尊严、放松的生活，那么民众的信仰恐怕是不会进步的，那些寻求安慰的途径也会依然是他们找寻庇佑、规避风险的无力、无奈之举。

第三章

民俗医疗与医药习俗

民俗医疗既包括了宗教的超自然的一面，也包括民众经验的、世代相传的、知其然不知其所以然的一面。它是乡土的产物，是当地人人会用，人人熟知的知识；是当地人根深蒂固的观念，习而不察地融合在日常生活一举一动，一言一行中之中。[①] 求治于巫是民俗医疗中的一个显著现象，医疗习俗传统则是当地民众经过长期实践摸索信手拈来的、自然而然的一套防病治病的体系。

第一节　民俗医疗

巫师的治疗方式在学术上称为民俗精神医术（ethno-psychiatry or folk-psychiatry），又称为社会文化治疗（socio-cultural therapy）。[②] 巫觋信仰是中国民间宗教的一员，尤其是在乡村社会，这种信仰更为普遍。对于普通民众来说，家人是否健康、庄稼如何丰收、六畜是否兴旺，等等，都是他们颇为关心的问题。日常生活中的风险和压力通常让民众有太多的无奈，对于能否战胜困难与挫折绝非信心百倍。于是无能为力之时，请求巫者指点迷津成了一条计策，尽管他们中有些人对巫术的价值心存怀疑。

一、求治于巫

民间常分疾病为两种：一为"破病"，意指体内引起的病，可找医生医治。一为"冲到"，阴鬼冲犯而引起的病，要找神医治。如果久病不治，

---

① 张珣：《疾病与文化：台湾民间医疗人类学研究论集》，第95页。

② 李亦园：《传统民间信仰与现代生活》，杨国枢主编：《中国人的心理》，台湾：桂冠图书股份有限公司，1993年，第447 - 464页。

医药无效，人们便认为是"冲到"，要找神才有效。① 而神的旨意要通过所附体的巫医表达出来，因此大凡"冲到"而得的疾病，多要找巫师治疗。在沙村，村民们称呼女巫师为神婆、神妈妈；男巫师为神汉子。巫觋的主要职能，首先是完成人、神、鬼之间的沟通。在民间观念里，人、神、鬼生活于不同的世界，神与鬼经常能致人生病，人却不具备通神、鬼的能力，唯独巫觋能够沟通三界，通过作法，深入神界、鬼界，与他们沟通或交涉，以找到治病办法，解决患者烦忧。在民俗传统保持相对浓厚的乡村，巫觋仍有一定信众。一般民众的医疗观念是混有各种医疗理论的大杂烩，人们既相信西医的传染病源说，也相信神灵能够致病。在科学和西医无法显示良好征兆的情况下，病人家属往往开始求助于第三方医疗力量——巫觋②。

　　沙村十几年前曾经有过一位远近出名的神婆，据村里人讲，老太太鹤发童颜，精神矍铄，从 30 多岁开始供神（她供奉的是南海观世音菩萨）为人治病，一看就是半个多世纪，直到离世。村里的老人回忆，她的"功力"很了得，家门口永远是熙熙攘攘的，很多人半夜就到她家大门口排队等着一早看病。老太太去世后，老宋成了村里主要的巫术治疗者。老宋，70 多岁，矮且干瘦，却有一颗硕大的脑袋，暗黄的脸色，眼睛不大但很有神，喜欢抽旱烟，咧嘴笑时会露出掉光牙齿的牙床。他的声音干涩乏味，表情亦是平板单调。他的技术却得到了当地民众的认可，不仅家里挂着好几面写着"妙手回春""仙术妙极"的锦旗，连本市的好几个"名人"都曾找他看病。老宋的老婆是一个在当地颇具传奇色彩的女人，个子高大，说话干脆，动作麻利，是丈夫工作时的得力助手。

　　老宋也是降神治病，据他介绍他供奉的是王三爷，王三爷早先是个大夫，从河南来到山东，医术在方圆几十里很是出名。后来成了道，找到了老宋代他继续看病。老宋为人看病并不收费，来此看病全看自己心意，上完香后给三爷压上点供钱也行，买些供品也可。多数情况下，来看病的人都是放上用红纸包好的 50～100 元不等的供钱。

---

① 张珣：《疾病与文化》，第 69 页。
② 还有相当多的村民是寻医与求巫同时进行的。

在许多村民看来，过去的生活常常是导致患病的原因，先辈可以影响自己的生活和健康。在民众日常生活中，先辈并不是永远地离开了他们，而是有可能时时刻刻待在身边，并且或好或坏地影响着自己的生活。李亦园曾提出了"三层面均衡和谐模型"的假设来阐释民众的医疗行为。中国人的最佳健康状态就是自然系统、有机体系统和人际关系系统三层面的均衡和谐。相信命运和讲究风水是时间与空间上的和谐，个体阴阳五行的平衡是有机体的均衡和谐，人际关系的均衡则包括自己与别人、生者与死者两个方面的和谐。① 按照民俗治疗者的解释，那些死去的人与生者有着细密绵延的恩怨情仇，他们的所作所为直接影响着在世者。民众的祭鬼实际上是以祭为名，而以驱为实，或者说以祭为手段，而以驱为目的。

斯特劳斯指出，制造巫术效应的巫术信仰包括三个方面：巫师对于自己法术效果的笃信；病人对巫师法术效果的信任以及公众对巫术的相信与需要。② 这三方面相辅相成，互相促进，共同构成一种"萨满情结"，形成一种奇特的引力场，使巫术得以发生令文明社会里的人们难以理解难以置信的效力。

村落里的巫术信仰为何发生效用？首先，作为神媒的巫术治疗者笃信自己是顶神看病。其次，当患者求助于巫师时，他们围绕病人的人际关系（包括生者、死者两个方面）、责任义务、空间安置等主题展开治疗，这些正是引发村民心理紧张的常见因素，因此能与农民的信仰产生共鸣。通过写文告、上香、烧纸、符咒等种种仪式③，巫师可能给予病人一个合理的、和谐的心理调适环境，进而对患者产生了暗示与治疗作用。再者，农村医疗保障体制的薄弱、正规医疗的高昂费用、许多疾病的防不胜防等，这些带给民众无尽的忧虑和苦恼。如果不幸患病，他们特别需要一种神力的慰藉和依靠，供神看病的巫者用一套神秘性的能够通神、通亡灵的仪式

① 李亦园：《宗教与神话》，桂林：广西师范大学出版社，2004年，第28页。
② ［法］克劳德·列维—斯特劳斯：《结构人类学——巫术·宗教·艺术·神话》，陆晓禾、黄锡光等译，北京：文化艺术出版社，1989年，第1-20页。
③ 罗伊·波特指出，这些带有浓厚巫术色彩的仪式对民众有着极大的抚慰能力，它们与西医的听诊器、白大褂以及安慰剂所产生的魔力有着异曲同工之处。参见［美］罗伊·波特等：《剑桥医学史》，张大庆等译，长春：吉林人民出版社，2000年，第35页。

为病人做着排解烦恼的工作，因此很好地迎合了公众的情感需要。另外，巫师的整个治疗过程也是一个合乎民众人际关系原则和心理需求的过程。不用戴厚厚的口罩，也没有一张面无表情的脸和干巴巴的例行问话，诊断结果和治疗建议让患者感受到的不是诊疗信息的不对称和生疏冷漠的信赖，而是熟识的、亲和的以及完全的信赖①，这也是民俗精神治疗能够产生特殊效果的一个重要原因。这套民俗疗法虽然接近或等同于非理性、巫术、迷信行为，但是它们所表征的一套医疗哲学及角色关系，却在民众实际生活中具有一定程度的功能。同时，它们的某些理念也是现代医疗制度所能借鉴的对象。

二、药王信仰

自古以来，我国就有对医药之神的崇拜。明代即有"世宗嘉靖十五年，帝作圣济殿奉安先医之神，岁时致祭"之俗，清顺治年间亦有"定祭先医之神之礼。"② 杨庆堃先生谈及中国宗教问题时，将其分为制度性宗教与弥漫性宗教，后者即民间信仰。在他看来，民间信仰的主要特征是缺乏独立性，民间信仰的"神学、仪式与组织渗透在世俗制度以及社会秩序其他方面的观念和结构中"。③ 在沙村，对药王的信仰也由来已久。

在民间口头叙事中，围绕"药王"的指向有多个版本：一为辨药尝百草的神农氏；一为春秋战国时期的神医扁鹊；再则为东汉时期的药圣华佗或张仲景；还有则为隋唐时期养生学和医学相结合的集大成者孙思邈。这些被历代劳动人民推崇为"药王"的人大多出身医药世家，生前救死扶伤，悬壶济世；死后则受到民间推崇，被封为"医神"或"药王"。隋唐以后，民间各地奉祀的医神或药王大多是孙思邈。作为我国历史上著名的医药学家和养生学家，民间关于孙思邈的传说很多。同时根据史料记载，孙思邈在药物识别、采集、炮制、贮存等方面均经验丰富。民国以来，沙村及周边村落长期面临缺医少药问题，自然出现了围绕医疗救助与精神安

---

① 李亦园：《传统民间信仰与现代生活》，杨国枢主编：《中国人的心理》，第462页。

② 赵文：《慈悲·智慧·大行·光明——药王孙思邈及其他》，《文史杂志》，1995年第2期。

③ ［美］杨庆堃：《中国社会中的宗教——宗教的现代社会功能与其历史因素之研究》，范丽珠译，上海人民出版社，2007年，第268页。

抚的药王信仰。沙村东山山顶久已存在的药王庙即是例证。

在沙村，药王是为黎民百姓治病解忧、受到民众膜拜的灵验神灵。除了药王成了替人看病消灾的灵验之神外，白求恩在很多地方也被视为医疗之神。杨庆堃认为，一个人生前的独特品质和不凡作为会引发民众信仰其灵魂也是具有神奇力量的。英雄被当作神灵崇拜，完全是因为他们生前所建树的功绩。[1] 不管英雄生前有没有被神化，人们总是希望曾经的英雄即使去了另一个世界，也能够以更大的神力来佑护自己，这在过去和现在都没有改变。

在这里，"药王""白求恩"本身是一种象征，代表着健康、平安与尊严，同时也代表权威、正义与理想。二者受到顶礼膜拜很重要的一点，是老百姓对缺医少药或疾病难治现状的不满。当贫富日益悬殊、社会保障不足、社会正义受到威胁、弱势群体权益不保时，人们很自然地想到了古往今来悬壶济世、救死扶伤、一视同仁的医疗专家。"药王""白求恩"因此成了一种正义的化身，也成了基层民众的精神寄托与精神武器。这种信仰热从一个侧面反映了人们对美好前景的憧憬以及对社会公平的期望[2]。

特别是，当代表着现代医学规范的白求恩恰恰成为民众"迷信"的对象时，这成了一个绝妙的转变，值得我们回味与深思。人们烧香、供奉他们，表达着民众对当下生活的现实倾诉和对理想的向往，它折射出了一种现实的社会文化心理，代表着基层老百姓的普遍诉求。正如有人指出的，人们真正找寻的是中华民族的脊梁，以及所背负的以社会公平与正义为核心的人类终极关怀。

第二节　医药习俗

农民的医疗观念，并非全部是西方现代医学式的严谨、科学的医疗保健观念与行为，而是夹杂了很多自古农村留下的生活观念、饮食观念、宗

---

[1] ［美］杨庆堃：《中国社会中的宗教：宗教的现代社会功能与其历史因素之研究》，范丽珠等译，上海：上海人民出版社，2007年，第155、164页。

[2] ［美］威利·拉姆：《毛泽东热的背后》，葛雷译，《环球视野》，第275期，2010年1月12日。

教观念与医药观念。民众的医疗观念和医药民俗是当地民众面对生活贫困、医药匮乏的境地而摸索出来的一套防病治病的土方法。当先进的医疗观念与诊治方法走进乡村时，传统的医疗习俗并未退出舞台，而是在民众日常生活中仍占一席之地，它们是当地民众经过长期实践摸索信手拈来的、自然而然的一套防病治病的体系。这些蕴含医药意义的习俗传统在乡村有着广泛的社会基础，最为直观地反映着当地民众的日常卫生保健观念和医疗行径。本节对民间医药习俗的探讨主要是围绕个体生命经验、饮食习惯、典型治病仪式以及民众的宇宙信仰观展开。

一、医俗禁忌

简单来说，民间医药习俗是指在某一地区或人群中长期用于预防和治疗疾病，有临床实践经验积累，未形成系统的传统医药学理论，但具有独特疗效的草药、处方和医疗技术。[①] 民间存在的大量与健康疾病防治有关的习俗，不仅世代沿袭，而且广为传播，形成了独具特色的民间医药习俗。

"倒药渣"是非常典型的医俗禁忌。村民们往往会把熬过药之后的药渣倒在路上的，药渣被众人践踏后，病也就被大家伙带走了[②]。在沙村这种"倒药渣"的医俗延续至今，笔者有一年春节在家吃过一段时间中药，所剩药渣确被倒在路口，而且是十字路口处，以取"病被四面八方人带走"之意，且扔掉之后要立刻走开，不得回头张望。

除了"倒药渣"，我们在沙村还可以看到更多的有关"禁忌"的例子。如，小孩乳牙的扔法颇有讲究，上牙掉了，扔到床下，下牙掉了，抛到房顶。理由是上面的牙往下长，下面的牙往上长，这样新牙长出来才整齐好看。还有一些对饮食的禁忌，民间相沿成俗，至今仍在存续。如黄瓜与花生，狗肉与绿豆，一凉一热，物性相反，同食则有大害。

再如，有关孕妇的相关禁忌。孕妇忌食兔肉或者看见兔子，否则生子

---

① 陈仁寿：《民间医药的内涵实质及研究意义》，《医学与哲学》（人文社会科学版），2008 年第 10 期。

② 在江西樟树，把药渣倒在路边的医俗却被理解为"药对路"，病自然就很快好起来。参见邱国珍：《樟树药俗》，南昌：江西高校出版社，1996 年，第 78 页。

为兔唇，这种说法流传范围很广，年代也颇为久远。忌吃驴肉，否则将来孩子"驴性"，不听话；忌吃公鸡，不然生下的孩子夜里常易啼哭；忌吃螃蟹，一则螃蟹令胎横难产，二则吃蟹生下的孩子会咂泡沫流口水；忌食生姜，以防新生儿有六指。产妇坐月子时亦有种种讲究。产妇应重热补，宜多吃姜与红糖。月子期间孕妇不能洗头洗澡，因为会受风寒侵袭，将来头痛、身体痛。不能梳头发、刷牙，不然会头皮疼痛、牙齿会过早松动；切忌吃水果及生冷食物，否则会伤脾胃和牙齿；产后需遮挡严实，以防中风。此外，还有许多对孕妇的行为禁忌。如，孕妇不能动剪刀、做针线，最好不要搬家等。

有关医疗行为的禁忌除了与饮食等日常活动相关，也与时空有着某种神秘关系。有关风水的禁忌也会影响到人的健康。

巫术与禁忌如同硬币的两面。巫术告诉人们，在这种情况下应该这样做；而禁忌则告诉人们，在这种情况下不应该这样做。对于宇宙，民众永远保留着敬畏之心，万物都应各安其位，而不可有所冲撞。借用李亦园先生的"三层面均衡和谐模型"来说，上述患者的病可以说是空间与人体的失衡造成的，有关风水的禁忌直接影响到了人体的健康。

二、民间草药方

除了与医疗相关的种种禁忌外，一些民间药方和治疗方法以其方法简便、价格低廉、效果显著而受到民众欢迎。民间药方所需草药常常生在田埂沟旁、房前院后，因此方便易得。村民们世代居住的这一片土地上，每年长出来的野菜都是相似的，它们的药性或者毒性是先人们早就通过自身实践总结出来的。古古丁（蒲公英）能清热解毒；马齿苋是治疗腹泻的良药；常食荠菜能清肝明目、止血降压；野苋菜能治疗咽喉肿痛，苦菜能治疗蛇咬伤，灰菜能治疗皮肤湿疹，蕨菜则有清热利尿之功用。夏季多喝绿豆汤，能防中暑；冬季多吃羊肉可以祛寒凉……

费孝通先生言，传统即是社会所积累的经验。在乡土社会中，传统的效力更大。[①] 乡村里这些行之有效的经验，是生活在这片土地上的先辈们

---

① 费孝通：《乡土中国 生育制度》，第50页。

摸索总结出来的，是一套不必讲究学理、不必过问理由的应付方法，只要照办常常就是有效的，后人要做的就是因循和传承这些有效的经验。

三、节日习俗

在乡村节日习俗中表达祛病求安的习俗很多，在《昌黎县志》中，有大量描述，如儿童摸牛角不得痘疹，正月十五看灯走百病，五月五庭门插艾草防瘟疫等，这些习俗世代流传下来，成为人们熟知的习俗。到近代以后，乡民们求医环境和条件均有所改善，但是这些习俗还是保留延存了下来，虽然它们中的很多应用被形式化和程式化。

沙村一带传统时节的民俗活动中也糅合着民众的养生保健之道。

（1）走百病。农历正月十五清早，男女老少，相邀野游，登高望远，以壮筋骨。

（2）围仓。又称打囤，即农历二月初二清晨起，将干草木灰放于粮囤周底处，以用来防潮杀虫。

（3）踏青。清明节这天，人们成群结队，登高远眺，野外寻芳，放风筝，打秋千，进行体育活动。

（4）插艾。农历五月初五端午节，家家户户门上插艾，用以驱妖避邪；身上佩戴中药草制成的香囊，晚间放于枕边，用来防虫灭灾。

（5）天贶节晒衣。农历六月初六，晾晒衣被、粮食、器具等，以求防腐防霉，杀虫防蛀。

（6）全民驱虫。立秋这天，部分乡镇全民服驱虫药及泻药，名曰将一年所积"邪气"全泄除掉。

（7）辞灶。农历腊月二十三日，要送"灶王爷升天"，家家户户翻箱倒柜，屋内屋外进行一次卫生大扫除，准备干干净净迎新春。

（8）挂红布。家中有生痘疹的患者，就在大门口挂上红布条，以示告之家有病人，当心传染。

（9）留头囟发。小孩百日后，在头囟处留发不剃，这样可以防风寒，免受疮痂热毒之害。

（10）戴肚兜。小孩多戴个肚兜在身上，以保护脐部，免受风凉，不易生病。[①]

只是随着时日的渐进，许多医俗已经远离了民众的日常生活：

"现在不兴了，也没那个时间。就是小年还得扫扫屋，二月二得打囤，五月端午插点艾草，其他的就不大兴了。"（女，55岁）

"小孩也没长痘的了，是吧？医学也行了呀！小孩这都娇生惯养的，个个跟小太子一样。"（女，59岁）

"老辈人都知道这些风俗习惯，年轻人不大注意了，他都不懂。我就说，这都是传统、优良传统，可是呢，知道的越来越少了。"（男，74岁）

"这些东西都挺好，不过没几个人再做了，大家都忙，也不大在意了，其实挺好的。"（女，81岁）

在大量的县志中，我们可以发现对乡民习俗的描述是非常丰富的，且同一地区不同时期的县志版本关于乡野习俗方面的描述变动甚微，那些长期存在的习俗（诸如上文提到的扫屋、打囤、插艾草等）被一辈辈农民延续下来。然而在民众日常生活中，许多习俗或许已经失去了最初的目的和希望，而只是一种延续下来的习惯程序。随着时光的流逝，习俗的原本意义已经式微。

四、泰山石敢当与桃木避邪

有关石敢当的民俗信仰，广泛流传于我国南北各地。在街衢要道的路口或者民居宅基的墙根，常会看到镌刻着"石敢当"或"泰山石敢当"字样的石碑（图3-4）。将这种小石碑置于特定场所，取"石敢当，镇百鬼，厌灾殃"之意，为的是祈求灵石禁压不祥，保佑人们不受邪恶势力的侵害与骚扰。长久以来，石敢当作为一种相当定型的文化符号，扎根在国人的心理和行为之中，成为一种独特的民俗象征。[②] "石敢当"前冠以"泰山"二字，大概与泰山被认为是"治鬼之山"有关。把治鬼的泰山与治鬼的石敢当联系在一起，更肯定了这种信仰所具有的禁压不祥之威力。沙村村民对泰山石敢当的敬畏与信仰久已有之，虽历经岁月销蚀，这种信

---

① 赵之兴：《泰安卫生志》，第223-224页。
② 马昌仪、刘锡诚：《石与石神》，北京：学苑出版社，1995年，第48页。

仰或已变淡，但它总能在特定场合或某些事件下突出地表现出其存在感。下面以几则实例探讨之。

20 世纪 90 年代村民赵氏一家连遭不幸，先是女主人与丈夫发生口角，心生郁闷喝农药自杀，几年以后还很年轻的男主人也患病离世，撒下三个还未成年的孩子。家族成员请了"先生"来看，先生说是这家人住的瓦房①有问题，有些不干不净的东西进来了，女主人的自杀和男主人后来生病都是这些邪物导致的，因此必须在宅子后面立一块"泰山石敢当"以压邪气。

2009 年对于村民王某某一家来说是悲痛至极的一年，就在这年夏天，他们的还很年轻的儿子被同单位几个早有过节的同事打死。在慢慢纾解丧子之痛时，他们也在想是什么给他们带来了如此厄运。邻镇颇有声名的风水先生说，王某房宅正冲路口，且是丁字路口，更是主凶位，是不吉利的。亲子的死去正是这些年来的凶煞所结，如不挽救还会危及家里其他人。于是，用朱砂红色书写的"泰山石敢当"石碑很快被嵌在了王某的后墙上②。如今村民宅墙上的"泰山石敢当"碑多用红色字体书写，在肥城市的石横镇一带，还有村民要在夜间用雄鸡的鸡冠血，拌上白芷和朱砂，涂在"泰山石敢当"刻字上，认为这样泰山石敢当才有威力。③

清朝王士祯的《古夫于亭杂录》曾有记述："齐鲁之俗，多于村落街口立石，刻'泰山石敢当'五字，云能暮夜至人家医病。北人谓医士为大夫，因又名之曰石大夫。"④ 在沙村村民那里，"泰山石敢当"也有此功能，不仅可以辟邪，还可祛病防疾。那些家有病人的农户，即使房宅一不

---

① 据说在该村建瓦房或楼房都不好，有招致厄难的可能。至今，村里只有一两户人家是瓦房，那些富起来的村民也不敢贸然建造楼房。

② 现在农村民宅多以一截短墙代替石碑立于阳宅冲处，并在其上题诗作画，谓之"迎宾墙"或"迎（也可作盈）门墙"，这也反映了民俗在历史长河中的逐渐变化。

③ 这种做法可能是唐代习俗的延续与变异。唐人发明的镇宅药方即是：以白石、紫石之膏，加雄黄、朱砂、石硅，配为镇宅药。石函盛之，置中庭，以五色丝埋之，深三尺。参见高国藩：《敦煌古俗与民俗流变——中国民俗探微》，南京：河海大学出版社，1990 年，第 500 - 502 页。

④ （清）王士祯：《古夫于亭杂录》，卷 6，转引自蒋铁生：《泰山石敢当习俗的流变及时代意蕴》，《泰山学院学报》，2006 年第 2 期。

冲路，二不冲水，三不冲庙宇，但还是会立一块"泰山石敢当"，认为石敢当会潜入立石碑的人家为患者疗病，或者至少会佑护那些人家疾疫不生，全家安康。

桃木辟邪，在我国有着深厚的民间传说基础。传说，主宰人间寿算的南极仙翁，掌上总是捧着一只大大的仙桃，故此桃有避邪祛病、延年益寿之说。南极仙翁手里的这只仙桃，据说就是产于古肥子国的肥桃。为今人所熟知的神荼和郁垒二位门神，也是手持桃枝，专司捉妖拿邪。"桃味辛气恶，故能厌邪气。"因此，每逢节日，家家户户都用

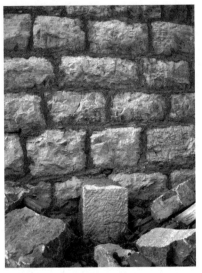

图 3-4 一家老房子后墙上的"泰山石敢当"

桃木傍门户，尤其是东南方向的桃枝更有镇灾避邪之功效。

位于泰山西麓的肥城有着世上最大的桃园，肥城被誉为"人杰地灵、山水多娇"的"鲁中珍宝"，当地百姓常常将朝东南的桃木枝折下，或做成宝剑悬于室内，或刻成桃人、桃符悬于梁上、门后，如此，妖魔鬼怪就会望风而逃、不敢近前了。在沙村，村民对桃木的避邪之用颇为相信。前面已谈到小孩受到惊吓后要折桃枝插于床前或大门，这样鬼怪就不敢再来吓唬孩子了。新出生的小孩手腕上常常带着一个红丝绳穿着的小桃核，也是为了祛邪避鬼、保护孩子的，晚上睡眠不好或者常做噩梦的人也可以把面朝东南方向的桃枝插在房间里。还有很多家庭专门买来大大的桃木剑陈于室内，以镇灾辟邪，保佑全家。这些年来，肥桃的出名也带动了桃木制品的畅销，本地桃木做成的各种工艺品行销国内外，买者多取其避邪之意。

五、其他

电影《刮痧》中，爷爷给孙子刮痧治疗留下的紫痕，却被幼儿园老师认为是虐待的罪证。该片是以刮痧这一中国化的医疗手段反映全球化进程

中的东西文化冲突。作为中国传统医学的意向治疗手段，刮痧同现代医学尤其是西方医学技术有着明显差异。时至今日，这种具有象征意义的民间传统治疗行为即使在农村地区也越来越少了。但是乡间还存留着许多与刮痧有着相似色彩的民俗医疗手段，"叫魂"即是典型一例。

一般来说，中国人相信灵魂的存在，如果灵魂暂时离开肉体，人就要生病；如果灵魂永远离开肉体，人就要死亡，所以围绕灵魂形成了一系列的信仰习俗，叫魂是其中最为典型者。"叫魂"是一种流传久远，并且生命力强劲的习俗，很多民俗志对此习俗均有记载。如小孩初见陌生的人或事物，会因恐惧而发热进而昏迷不醒，俗信孩子被吓掉了魂，救治方法乃"叫魂"也。[①] 小孩子如在梦中呓语或者啼哭，大人或以为孩子魂魄受了惊吓而逸出体外，游荡尘间，唯一的医治方法就是"喊惊"，把小孩的魂魄叫回来，如若不然，孩子可能因此患病甚或死亡，在江、浙、闽、贵一带均有此"喊惊"习俗。[②] 以上海地区为例，在黄昏时，一人抱烟囱，呼病人名字，四人分四方呼应，此谓"五方叫魂法"。清代《周浦塘悼歌》诗云："魂落他乡要叫魂，一呼四应应声喧。红灯黯淡香烟散，魂未归来月已昏"，正是这种情况的真实写照。[③]

台湾地区亦有叫魂习俗，只不过名字不同，谓之曰"收惊"。台湾学者认为，收惊是针对小孩突然得重病而哭闹不宁等情况采取的一种解除式的治疗仪式。一般来说，女性多选择这种仪式，越是年龄小的越会去收惊；越是教育程度低的越会选择这种仪式行为。台湾民间对病因的解释多是"被惊吓到""被土神或是其他东西煞到"等。这种民俗治疗法在年龄大、教育程度低的人群中颇有市场，它的普及性与需求性显示出社会文化因素对一般民众健康信念与求医行为的影响。[④]

理解一个地区的疾病与医疗等，单从现代医学角度来衡量显然不够，

---

① 郭立诚：《中国生育礼俗考》，台北：文史哲出版社，1979 年，第 88 页。

② 惠西成：《中国民俗大观》，广州：广东旅游出版社，1988 年，第 123-125 页。

③ 郑土有：《中国民俗通志·信仰志》，济南：山东教育出版社，2005 年，第 277 页。

④ 周雪惠：《台湾民间信仰的宗教仪式行为之探讨》，硕士学位论文，台湾私立东海大学社会学研究所，1989 年。转引自李智：《湖北武当地区的"叫魂"习俗——一项医疗民俗的民族志研究》，硕士学位论文，北京师范大学，2008 年，第 7 页。

理解这种民俗疗法的疗效须从该地区地方性医疗文化环境入手。民间的"叫魂"疗法将超自然的神鬼力量与疾病的发生进行联系，整个治疗过程注重的是"人"而非"病"的因素。通过给予患者家庭一套易懂且能接受的解释与具有神秘力量性质的救治方法，从而减缓病人及其家庭的焦虑感与无助感，并取得一定的治疗效果。在沙村及其附近地区，"叫魂"不是单靠医生和药物就能治愈的疾病，而必须借助民间信仰中的种种象征手段，如烧黄纸、插桃枝、鸡蛋卜卦等，只有让逃逸体外的魂魄回归体内，患者才能真正痊愈，从这种意义上来讲，叫魂也是一种巫术疗法[①]。

2003 年非典之时，沙村一带盛传吃黄桃罐头可以抗击非典（大概取其"逃灾"之意），家里有小孩的，老人要给每个孩子煮六个鸡蛋吃（笔者猜测为"从阎王爷身边溜走"之意）。许多村民还折了长在东南方向的桃枝插在自家墙上，以御恶鬼，保佑全家平安。这样的传统几乎存在于每一次民众遭遇无法控制的恐慌之时。江绍原曾著小文谈到 1928 年一些地方谣言瘟神下届捉拿童男童女给民众带来的不安：

1928 年，在安徽无为县，不满十六岁的儿童肩上都挂着一块黄布，上面用朱红写着"敕令"二字，并有"我名石和尚，各叫自承当。早早回家转，平安去上方"四句。据说这是上界瘟神下降，收罗童男女到上方去。投机者借机发财，多买黄布写好，在街上发售，买者甚众。[②]

此事发生在 1928 年的安徽。时隔 80 年后，在河北又上演了极为相似的一幕。2009 年夏笔者一行在河北省昌黎县侯家营村调查时，每晚村里的鞭炮声此起彼伏，好奇之余细问村民得知，村里流传 2009 年又是阎王爷要捉童男童女的年份，各家的奶奶和姥姥必须给孩子买黄桃罐头，并要连放三天鞭炮以驱恶鬼。放了鞭炮、吃了黄桃，阎王爷就再不敢接近孩子了。从 1928 年到 2009 年，所发生的挂黄布、吃黄桃、放鞭炮等的避鬼事件都可视为一种群众性的巫术活动。不仅如此，前述为孩子叫魂、为镇宅辟邪挂桃木制品、为保健康而行的各种节日习俗等，这些都是人们日常进

---

① 董芳苑:《台湾民间宗教信仰》，台北：长青文化事业公司，1984 年，第 246 - 257 页。
② 江绍原:《民俗与迷信》，北京：北京出版社，2003 年，第 84 页。

行的带有巫术性质的活动。

从瘟神到阎王爷，从挂黄布到吃黄桃，变化的只是表面仪式，内里本质却是相同的。这中间固然有民众"宁信其有、不信其无"的心理作祟，但是更深层的原因是什么？这便是传统的柔韧性与持久性。从 20 世纪上半期西医西药开始走进中国乡村，新中国成立后西医体系建构日益完善，尤其是计划经济时代，乡村医疗卫生事业的发展几乎全部是以西医西药为基础的专业卫生实践活动，但是专业医疗体系的强势进入并不说明传统的绝灭。相反，那些流传良久的传统习俗依旧在影响着民众的日常生活，有时是直接的操作。当他们对某种疾病束手无策时（有经济、医学能力等方面的原因），他们自然而然地想到了庙宇内的神灵和通神灵知亡者的巫师。有时传统有着"换汤不换药"的形式改观，神灵在变，从古人变为今人，神灵的功能没有变化；从药王到白求恩，他们都被认定是能为祈祷者祛病防疾、有求必应的恩善神灵。下界危害众生的恶鬼，不管是瘟神还是阎王，都需要一套防患手段。有关医疗的各种民俗依旧在民间流传着，从老一辈到年轻一辈，直到年轻人再变为老人，传统正是以这种柔韧、绵延的方式代代传播、不断变迁着。

对乡村民俗医疗的思考

邻村一位大学生性格内向、少言寡欲，工作两年后更加自闭，最终选择了自杀。这件事在村里掀起了轩然大波，身边的医生用"抑郁症"轻易解释了年轻人走向绝路的原因，村民们却给出了完全不一样的表达，他们说这家人生肖有问题，死者的父母和弟弟都是属虎，而他属牛，此谓"三虎吃了一头牛"，怪只怪家人生肖太强，而他生肖太弱。还有人说，年轻人到泰山上自杀，是冥冥中受了某种召唤，他选择长眠的地方已经有28个人在那里做出过同样的决定。年轻人下葬了，他的堂姐却紧跟着生病了，胸口发闷、心悸、严重的失眠，每天都觉得死去的堂弟就在身边。医生为她开了治疗神经衰弱和失眠的药，可是仍不见好。最终她与家人去拜会了外地的一个神婆，一进门神婆便问："家里是不是有亲近的人去世了？还很年轻？"他们带着惊诧的表情点头称是，神婆于是说，死去的人一直没走，在你们家人之间转悠，你身子弱抗不住，不过我会把他送走的。于是写文书、烧纸、上香、念咒，之后，神婆完成了送死者踏上该去之途的仪式。末了，告诉这疲惫不堪的堂姐，人已经送走，不会再找你了，如果有药接着吃药，很快就会好的。

这样的一套对疾病和治疗行为的话语表达与仪式操作同现代医疗科技无关，它联系的是神秘力量、民间信仰、习俗以及民众感情，直接或间接地有着兼顾身体与灵魂两方的功能。民间的这种混合医疗行为是一个蕴含着文化价值的象征体系，彰显着传统与民俗文化的信念。现代医疗科技并非万能，人的身体亦非现代化可全面改造。本书讨论的民众的神灵信仰、求巫治病以及乡村流传至今的各种有关医疗的习俗、禁忌等，是与乡村生产生活经验和文化传统直接相关的地方性知识。民间的各种医药习俗源自大众日常生活的实践经验积累，它们显示着民俗医疗的独具特色：简便性、自然性、实效性与普及性。

第一节　民俗医疗与农民的精神世界

民俗医疗方法是以其潜在的民俗信仰作为逻辑基础，有着自身解释病因、症状、治疗方式等的一系列理论，它是当地"信仰"与"行为"的综合体。每一地区民俗医疗观念与行为都是由当地文化所形塑的，民众的医疗保健观念与行为透射着地区社会群体的理念，并通过这种医疗体系反映着民众的世界观和宗教观。因此，民俗医疗与民间信仰、民众的精神世界有着最直接的关系。

美国社会心理学家马斯洛将人的需求分为生理、安全、情感和归属、尊重、自我实现等层次。需求指向一定的目标，当某个目标受阻时，这种需求将变得更为强烈。[①] 人的整个有机体是一个追求安全的机制，当人身安全、健康保障、家庭、道德等遭遇突变时，人的安全需求和由此带来的情感归属需求异常强烈，希望得到某种抚慰和寄托。当民众的需求无法得到满足时，宗教恰当地承担起了补偿功能。渡边欣雄因此指出，在理解汉族的宗教时，比起诸神的由来、性格及其宗教系统来，更为不可欠缺的是时代以及顺应时代而变化的人们的愿望，是支撑着那些愿望的人们的生活，亦即民俗。[②]

人类学的研究认为宗教仪式对人体健康的作用表现有三：第一，提供对未知事物的解释模式。把疾病表现出来的混乱症状和体征转变为可认识的、文化证实的状况。第二，社会效用。创造和建立一套社会性的对疾病的解释，通过各种象征的涵义，使人们获得对疾病的自我认识。第三，保护作用。处理健康与疾病关系的某些宗教仪式能在心理和生理两方面保护参与者，如控制饮食、隔离病人等。[③] 巫术的出现，通常是因为现有的知识与能力尚不足以应对当下所面临的问题或随之要解决的问题。在人们的

① ［美］弗兰克·戈布尔：《第三思潮：马斯洛心理学》，上海：上海译文出版社，1987年，第45页。
② ［日］渡边欣雄：《汉族的民俗宗教——社会人类学的研究》，周星译，天津：天津人民出版社，1998年，第26页。
③ 陈华：《寻找健康：医学人类学调查与研究》，北京：人民日报出版社，2006年，第289页。

经验和理智所无能为力的一个领域，也只有在这领域内，他们疑心有另一种在那里支配着的力量，①巫术的存在正是为了"弥补物质技术之不足"②。求神与求巫也反映着民众的实用和功利主义理性。费孝通曾说，"我们对鬼神也很实际，供奉他们为的是风调雨顺，为的是免灾逃祸。我们的祭祀很有点像请客、疏通、贿赂。我们的祈祷是许愿、哀乞。鬼神在我们是权力，不是理想；是财源，不是公道。"③而"无论是迷狂恍惚的神汉巫婆，还是清明睿智的风水先生，一旦人们延请他们，肯定是由于一些实际原因，如旧病不愈、生意不盛、家庭不和、妇人不育，等等。"④

包括巫术在内的民间信仰，从一个很深刻、很主要的层面，反映着中国乡土社会的现实状况以及乡民百姓的精神世界。当然，人们祈求神灵保佑病体康健，并非意味着把自己交付神灵医治。寻求巫婆神汉驱鬼治病，也不意味着放弃西医化的治疗手段。各种各样的救治手段是民众面对生活中常常出现却又无法把握的风险时，为了平复伤痛、焦灼的心，寻求一种精神和心灵上的依靠和寄托。宗教与民俗医疗有着最直接的关系，民间信仰中有关算命、风水、卜卦等巫术色彩的泛化信仰也与民俗医疗直接相关，求治于巫既是乡村里极具代表性的现象，又是民俗与信仰相连的又一例证。如果世俗生活中还存在许多风险、如果日常生活中民众还有着沉重的压力，那么宗教短时期内就不会消失，与宗教相关的种种仪式，包括民俗医疗类的活动也将会存在下去。

农民对宗教和巫术的沉迷并非简单的"迷信"二字可以概括。农民的"迷信"固然与乡村社会的社会文化密切相关，种种"迷信"行为还联系着民众的日常生活，反映着他们的现实诉求。对于民众来说，生活越艰难，他们越是倾向于寻求巫术和宗教的帮助；越是贫困的阶层，其成员也

---

① ［英］马林诺夫斯基：《文化论》，费孝通等译，北京：中国民间文艺出版社，1987年，第48-56页。

② ［法］让·塞尔韦耶：《巫术——我知道什么》，管震湖译，北京：商务印书馆，1998年，第35页。

③ 费孝通：《美国与美国人》，三联书店，1985年，第110页。

④ ［美］克里斯蒂安·乔基姆：《中国的宗教精神》，王平等译，北京：中国华侨出版公司，1991年，第194页。

就越迷信。从某种意义上说，只要社会还存在不确定性，只要人们还面临社会风险，民众对超自然的信仰和追随就有存在的基础。以民俗医疗的延存与变迁为例，当有病时无法及时就医、当病情危急时无法支付治疗费用，当农民的生老病死常常被忽略时，他们就需从宗教中获取信心和力量，求得关心和安慰。如果不更多地关注乡村的人民，改变乡村的卫生环境，方便群众就医，那么，乡村里的庙宇、庙宇内的神灵以及被神灵附体的巫师仍将是民众表达诉求和寄托愿望的手段。

第二节　传统的延存与变迁

传统就是历经延传而持久存在或一再出现的东西。它包括了人们口头和用文字延传的信仰，它包括世俗的和宗教的信仰，它包括人们用推理的方法，用井井有条的和理论控制的知识程序获得的信仰，以及人们不假思索就接受下来的信仰；它包括人们视为神示的信仰，以及人们对这些信仰的解释；它包括由经验形成的信仰和通过逻辑演绎形成的信仰。[①] 在现代中国，乡村民俗传统发生了怎样的变化？是断裂还是潜伏？是连续性的还是非连续性的？如何解释这种断裂抑或连续？乡村民俗医疗体系在岁月洗涤中所经历的变化，是村民面对价值与社会变迁作出的回应，是乡土社会的地方性知识，也是认识一个时代、一个社区的切入点和窗口。

与全国许多村庄一样，在沙村，即便是在计划经济时代的政治气氛中，"破除迷信，移风易俗"的也只是"场面"上的迷信的东西，那些沉淀于乡村社会的传统和俗信隐伏在了场面之下，存留在农民的心底。他们没有放弃对传统习俗的追随，即便庙被占了，神像被砸了，这个地方在民众看来仍是神圣的，神依旧活在民众心里。在商品经济时代，潜伏于"场面"之下的种种习俗又转到了"场面"之上。曾经"销匿"过的民间传统习俗再次登上村庄地方性知识的舞台，并且日益活跃。有人称其为"传统

---

① ［美］E. 希尔斯：《论传统》，傅铿、吕乐译，上海：上海人民出版社，1991年，第21页。

的复归"①，亦有人称之"传统的再造"或"传统的再发明"②。

为何过去的传统会在当代社会中延存甚至被民众再造出来？一方面，民间文化、习俗的延存反映了传统的韧性与顽强；另一方面，它与特定区域在一定历史条件下的社会、经济、文化等方面的特点有关。涉及宗教、巫术等与民间信仰有关的"小传统"的复兴，正是民间把"过去"的文化改造为能够表述当前社会问题的交流模式的过程。③ 现代化下各种"迷信"的存在与现实风险和机会不等有关，民众的"祈福"和"还愿"表达了农民在变迁的环境中的不安定感，他们需要传统的慰藉与情感的寄托。

风俗是一种传统，是村民在社区生活中依据世代生活经验积累而产生的思想观念与行为方式，是一种沉淀于村落社会的文化的持久力量。现存传统中的所有信仰都以沉淀的形式体现了一种漫长久远的范型，那些有关禁忌、信仰的传统充满着由神圣启示、神圣人物和神圣事件所带来的超凡特质或克里斯玛特质。对那些力图抛弃，废弃或改造它们的人来说，它们并不会完全失去制约他们的作用。④ 民间宗教在许多地区得到部分复兴，在某些地区甚至它的内容出现添增现象，这在一定程度上说明民间宗教与现代化并不矛盾。传统本身的既定性、方便性、实效性以及民众对古老惯例的天然依恋都是它能够持续存在下去的缘由，民俗医疗体系作为延存的传统亦有着如上特点。

民众的医疗观念及观念背后的一套人生态度影响着他们的就医行为。这套医疗观念包括对疾病的定义、对疾病的分类、对病因的解说、对医治的看法等。这样一套卫生保健观念与行为是民众生产、生活经验的积累，得到了当地人们的广泛认可和遵行。"平时不烧香，临时抱佛脚""无病不

---

① 张乐天认为，旧传统与反传统的意识形态之间是此消彼长的关系。当意识形态强大到足以"破除传统"的时候，某些传统的东西在村落生活的"场面"上销匿了；当意识形态的控制力减弱时，销匿了的旧传统重新粉墨登场。参见张乐天：《告别理想——人民公社制度研究》，第84、383页。

② 王铭铭通过对福建乡土社区的考察，认为社区的地方传统在"现代化进程"中的复兴，与民间社会—经济活动对传统社会与文化资源的重新需求有密切的关系。参见王铭铭：《村落视野中的文化与权力：闽台三村五论》，第156页。

③ 王铭铭：《社会人类学与中国研究》，桂林：广西师范大学出版社，2005年，第156页。

④ ［美］E. 希尔斯：《论传统》，第263、267、275页。

信邪，有病乱投医"是民众功利主义崇信的显著体现，他们常常将超自然信仰与现代理性诉求相结合。民众的病因观是时时流动、新旧夹杂的，在一个人身上可以同时有传统与现代两种病因观存在。什么病人治，什么病神治，乡民自有打算，在他们那里，医与神各安其位，求药与求巫统一于医疗活动之中。这种以实用为取向的复杂病因观，表现出来便是针对症状为主的医疗行为了。只要能去除症状，任何医疗均可，因此医疗行为也是流转、变动、实用为取向的。① 这种实用和功利主义态度是多数农民选择民俗医疗的原因之一。

为什么在一个急剧现代化的社会或一个科学发展的时代，人们却反而把"迷信"认可为他们的权威和信任对象？我们常说因病致贫，因贫致病，贫病交加。在一定程度上，我们也可以说贫穷与愚昧也是这样的关系，因愚致贫，因贫致病，因病致贫。现实风险和机会不等是乡民选择以"迷信"方式治疗疾病的更为重要的原因。正是最触及个人私密的戏剧场面，隐藏着最深的不满和最独特的苦痛。② 民众生活自有一套运作的逻辑，日常生活中的许多事情并非国家的权力和意志所能够解决的。对于那些无法预知的风险和无法把握的未来，村民在得不到现实帮助的情况下，转而求助于神灵。神灵及巫师所扮演的角色类似心理医生，他解答和解决着个人与社会的问题，或者说由社会原因造成的个人问题。市场经济和改革开放给当地民众带来振动和忧虑，社会竞争性的加强、贫富差距的悬殊、社区保障的不健全，进一步增添了民众的苦恼和不安。随着商品经济时代的到来，集体力量迅速衰落，民众的孤立感和无助感更为明显。复兴中的旧信仰和各种仪式，就是民间对这些变迁的意见表述。神给予人一种历史的延续感和稳定感，也给予人把握未来的幻梦③。

王铭铭通过对福建美法村的田野考察，指出"现代性"只是一种理想模式，并不是社会现实。我们要避免片面强调"现代性"对传统取代的有

---

① 张珣：《疾病与文化》，第 137 页。
② 郭于华：《倾听无声者的声音》，《读书》，2008 年第 6 期。
③ 王铭铭：《社区的历程——溪村汉人家族的个案研究》，天津人民出版社，1997 年，第 165 页。

效性，忽视了乡土传统的持续性。① 乡村社会中的传统习惯、信仰、习惯等既未彻底灭绝，也非毫无作为。国家意志的强弱常以 10 年、20 年为周期，官方意识的渗透、主导也许还能更持久些，但村庄内的传统、习惯却表现出以 50 年、100 年为单位的持久性，表现出对村内社会、生活各个方面的持续规制。② 从民俗医疗方面来讲，不管是求助于神灵、教会还是巫师，它们本身就是对当前国家力量渗透的平和却又深刻的回应，表达的是民间的经济、社会现状与民众的心声。

在乡村，无论是庙宇内的神灵还是民众自行推出的新灵验者，他们都是民众意见的表述者，都是民众想象中的保护之神或者正义之神，代表着民众的现实诉求和美好愿望。从四大门到泰山奶奶、菩萨娘娘，再变为白求恩，在很大程度上神灵正是一种隐喻或者象征。农民的精神寄托中出现他们的身影，代表了农民的话语与愿望。他们试图通过变通的传统保护自己、寻求慰藉，应对变迁的社会。农民接受了现代性因素中对其有益的内容，但是也未放弃旧传统。尽管许多习俗已经成为一种程式化的东西，他们还是在遵守、操作——虽然已不似过去那样虔诚。如今，民间信仰的民俗性凸显，神秘主义色彩已逐渐淡化。年轻村民相信神灵无所不能与神汉、巫婆法力无边的已经不多了。为何改革开放以来民间信仰却又能够在村庄社会的土壤中重新焕发生机呢？关键并不在于封建迷信的复活，而在于他们认为这是村落中流传久远的一种风俗和传统。所谓"前传后教"习惯成自然。如果整体性的村庄环境不发生根本变化，即使是在现代性进入的背景下，传统也仍然具有再生、复制与延续的能力，并且潜在地规范和约束村民的心理和行为。③

吉尔茨在讨论神异性权威时说，这种特别的权威的形成是因为社会在时代中产生了若干"中心主题"，令一些杰出人物有机会在此种时代把自

---

① 王铭铭、王斯福主编：《乡土社会的秩序、公正与权威》，中国政法大学出版社，1997 年，第 28 页。

② 张思：《国家渗透与乡村过滤：昌黎县侯家营文书所见》，《中国农业大学学报》（社会科学版），2008 年第 1 期。

③ 吴毅：《村治变迁中的权威与秩序：20 世纪川东双村的表达》，北京：中国社会科学出版社，2002 年，第 318 - 319 页。

已塑造成"中心主题"的代言人。[①] 社会变迁可能导致原来的文化体系、社会结构和社会关系的破坏。市场经济的到来，一方面强化了个人价值，淡化了集体理念；另一方面，出现了个人利己主义和为私利而破坏社会规范的行为，出现了人情淡薄、见利忘义、损公肥私、损人利己的现象，也出现了缺乏爱心和正义感、麻木不仁、见死不救等现象。尤其是在乡村社会，改革开放以来，随着传统生产方式的恢复，作为"公"的社会—经济共同体基本衰落，村民之间的社会联系与互助日渐缺失，作为"私"的个体农民承担着越来越多的风险和压力。转型期个体价值观的混乱和价值选择标准的迷失成为日益严重的社会问题，民众面临着信仰断层和信仰缺失。承担起为民祛病消灾重任的"药王"或者"白求恩"，民间关于他们的种种象征和推崇，正是反映了当社会正义受到冲击，民众承受着越来越强烈的不安全感时，他们希望这些民间信仰能够成为自己在不安全中获取安全感的护身符，上述医疗偶像成为一种反映民众信仰追求的精神符号而被推崇、供奉，人们渴望的恰是背后对社会正义和生存安全感的追求，尤其是当社会进入转型期、信仰出现断层时，民众的风险意识和不安全感更加强烈，这种信仰、渴望与向往因此更加鲜明与强烈。笔者在此探讨的是乡村医疗卫生困境之时农民现实表达的一个方面。

在不同地区的专业医疗实践与民俗医疗传统的考察中，民众通过不同的活动表达了相同的心声，这是值得我们思索和回味的地方。每一个时代都有对于主流信仰的追求，而可能有一种信仰，因为切合某一领域、某一民族，可以跨越几十代乃至将来数百代，或者因时延展、不断损益，有可能与人类共存亡，一直延续下去。[②]

那么，如何找回断裂的信仰，回归该有的理念，如今当是反思之时。

① Clifford Geertz, "Centers, Kings, and Charisma: Reflections on the Symbolics of Power", Local Knowledge, New York, pp. 147 - 166. 转引自王铭铭：《村落视野中的文化与权力：闽台三村五论》，第 292 页。

② 张明辉：《毛泽东热背后的信仰追求》，《城市晚报》，2005 年 7 月 11 日。

第四篇

关于乡村医疗卫生
变迁的几点思考

> 社会工程最重要的因素：它的效率依赖于真正的人类主体的反应和合作。如果人们发现新的制度安排，不管安排如何有效率，只要与他们的尊严、计划、趣味相背离，他们就会将它们变成低效率的安排。①
>
> ——詹姆斯·C. 斯科特

---

① ［美］詹姆斯·C. 斯科特：《国家的视角：那些试图改善人类状况的项目是如何失败的》，第299页。

第一章

同一时空的协奏曲：
乡村走过的医疗卫生道路

新中国成立以来乡村医疗卫生的变迁可以从三个维度来考察：第一个维度是国家对乡村医疗卫生事业走向的探索与实践；与之相关联的是第二个维度，七十余年来在国家主导下形成的主流医疗体系走进乡村的过程；第三个维度是面对疾病风险与压力的村民，依据其资源与信息发展出来的一套和文化传承相吻合的祛病防疾的方法体系。这三个方面是平行的关系，是国家与乡村对"何处寻医"这一问题的各自回应与实践。国家的探索与乡村的摸索就如发生在同一时空的变奏曲：它们各自在变化、在调整、在前进，同时它们又是相互影响，绝难分开的，三者共同构成了七十余年来农村医疗卫生实践的协奏曲。

第一节　七十余年间的农村专业医疗探索

当晚年的陈志潜坐在美国的办公室回忆 50 多年前的农村医学实践时，他写道，虽经历如此漫长的探索，对于多年来一直困扰我的问题，即"如何才能以更好的方式把科学的医学知识传授给缺少文化的民众，使之在普通百姓中生根并从中受益？"我始终未能找到最终的答案。[①] 1949 年，新中国面临着同样的问题——如何用更加有效并且廉价的方式改善落后的卫生状况？中国共产党人以自己的独特策略应对了这一难题，在发展中国农村医疗卫生事业上迈出了极大的一步。

中央首先确定了"面向工农兵""预防为主""团结中西医"和"卫生

---

① 陈志潜：《中国农村的医学：我的回忆》，第 191 页。

工作与群众运动相结合"的卫生原则。"面向工农兵"的原则明确了卫生工作为多数人还是为少数人服务的问题，它强调的正是共产党人和新政权的责任问题：要向人民负责，要为人民服务，要做人民的公仆，而不是老爷；"预防为主"是卫生工作方针的核心，它的实施使得地方病和传染病的防治工作得以顺利开展，大部分地方病流行区的病情得到控制和消除；"团结中西医"是卫生工作的发展道路问题，也是卫生工作的力量问题，团结与改造中西医是为了创造中国新医学；"卫生工作与群众运动相结合"是中国共产党的群众路线在卫生领域的一大体现。发动群众运动是我党的创举和延安道路的延续，至少在卫生领域，卫生工作与群众运动相结合结束了由少数卫生技术人员为广大人民群众服务的历史，使得卫生事业成为人民的卫生事业。

面对近乎空白的农村医疗卫生领域，中国政府做出了自己的努力：

伴随着农业合作化和集体化运动的到来，乡村逐渐形成了一支初级卫生力量。乡村保健员、卫生员和后来的赤脚医生队伍以其出色的表现证明，由富有奉献精神的行政人员和只经过很少训练的热心的村级水平的人员所组成的卫生实施系统，也确实能把医学知识的好处带给村民。[①] 作为独具中国特色的基层医疗模式，合作医疗的推行使得中国乡村有了低廉的、相对丰富的卫生资源与近在身边的医务人员；巡回医疗制度的确立让越来越多的城里大夫走进了乡村，走进了村民家里；全民卫生运动的不断开展，不仅有助于消灭疾病，还起到了移风易俗、改造社会之效。这些卫生实践带来了乡村医疗卫生条件的改善和农民身体素质的提升。

共和国的头三十年，中国以成功发展革新性的医疗体制和强调预防为主的医疗卫生体系给全世界以深刻印象。联合国儿童基金会分析中国情况的文件写道：在人类历史上，还没有一个社会像中国那样，以那么大规模做了那么多的事情来改变她的人民的福利状况。虽然中国在人均收入只有大约 300 多美元，但中国婴儿、儿童死亡率及发病率、母亲及儿童的营养以及儿童的入学率等几项的平均统计数字，堪与那些人均收入高 4 倍的国家相匹敌。中国的确是一个典范，足以说明即使处于经济发展的低水平，

---

① 陈志潜：《中国农村的医学：我的回忆》，第9页。

其保健和儿童福利也能够取得戏剧性的进展。[1]

20世纪80年代中期，我国进入社会主义现代化建设的新时期，经济的发展在某些方面对医疗卫生事业起到了积极的促进作用。商业化、市场化的体制变革带来了中国卫生事业的整体提高：通过竞争以及民间经济力量的广泛介入，医疗服务领域的供给能力全面提高；医疗服务机构、医务人员以及医疗器械数量等都比改革开放前有了明显的增长；所有制结构上的变动和管理体制方面的变革以及多层次的竞争，也带来了医疗服务机构内部运转效率和从业人员积极性的提高。从卫生结果指标的平均水平来看，中国人民的健康水平总体上已经处于中等发展中国家的前列。

然而，医疗领域的市场化操作也导致了中国地域、城乡、阶层之间在卫生服务享有方面的差异性，这给中国医疗保健事业的健康发展带来了极大挑战：

（1）尽管在过去的25年收入贫困率明显降低，但中国在改善健康结果方面（例如，婴儿死亡率和传染病死亡率）的步伐放缓了。[2]

（2）健康冲击、医疗费用负担和收入损失，是导致家庭陷于贫困的最常见原因之一，并有出现不平等陷阱的可能性。

（3）只有富人才能享有合理的高质量的医疗服务，收入不平等演变成了健康不平等。在城乡之间以及农村内部和城市内部的富有人群和贫困人口之间，都存在着巨大的健康不平等。[3]

医疗领域的多重问题表明，中国在构建综合的福利制度和平等的医疗卫生系统方面还有很长的路要走，在政府权责、公共治理结构、价值引导模式、管理文化等方面，中国还面临着很多实质性的挑战。如此的考验和挑战也会对中国现代化、协调经济、构建和谐社会起到不可低估的作用。

---

① 彭瑞聪：《中国改革全书（1978—1991）·医疗卫生体制卷》，第33页。

② 香港学者王绍光的研究表明，中国在卫生方面的辉煌成就主要是在20世纪80年代以前取得的，80年代以后人口健康状况的改善不大。参见王绍光：《政策导向、汲取能力与卫生公平》，《中国社会科学》，2005年第6期；《坚守方向、探索道路：中国社会主义实践七十余年》，《中国社会科学》，2009年第5期。

③ 世界银行、东亚及太平洋地区扶贫与经济管理局：《从贫困地区到贫困人群：中国扶贫议程的演进》，2009年3月，第24页。

第二节　乡村民俗医疗的延存与变迁

　　疾病和医疗无法绕过，它最能反映民众的生活状态和真实信仰。了解乡土社会的医疗卫生变迁史，单是关注专业医疗体系如何进驻乡村显然是不全面的。民俗医疗的变迁同样昭显着乡村医疗卫生事业的发展道路和乡民应对病患的态度方法，反映着乡土社会的某些特质。

　　改革开放以前以合作医疗为主，强调移风易俗、破除迷信。但是习俗并非简单地消失了，它从场面上转到了场面下，藏在了村民的心里。从合作医疗走向自费医疗，城乡之间在医疗资源与服务上的差距进一步拉大，乡村成为近乎被"遗忘"的地方。被主流医学所放弃的病患与家属势必有"第三医疗"的存在空间，并且民俗医疗从来就没有走出村民的世界。何时找医、何时找巫、何时求神，他们有着自己的打算。实际上。向神灵和巫师的求助恰恰反映了农民对改变现实境况的渴望。

　　当医疗费用远远超支，当乡间草医束手无策，当尝遍药草毫无起色，他们需要一个对象或者场所用以纾解紧张忧虑的心理情绪，化解对现在的棘手之事和未知结果的恐惧，有求必应的神灵、能通鬼神的巫师、肃穆安静的庙宇以及宣扬善爱的教会迎合了民众寻求心理庇佑的需要。

　　农民的种种习俗传统绝非简单的"迷信"二字可以概括，农民的"迷信"固然与乡村社会的社会文化密切相关，种种"迷信"行为还联系着民众的日常生活，反映着他们的现实诉求。神灵与巫师、庙宇与教会，反映着村民集体性的现实状况和精神需求，描摹着人们的焦灼与渴盼。以民俗医疗的延存与变迁为例，当有病时无法及时就医、当病情危急时无法支付治疗费用，当农民的生老病死常常被忽略时，他们或许就有了从宗教中获取信心和力量，求得关心与安慰的需要。

　　民众的神灵信仰、求巫治病以及乡村流传至今的各种有关医疗的各种习俗、禁忌等，是与乡村生产生活经验和文化传统直接相关的地方性知识。新中国成立以来乡村的民俗医疗是一个延存与变迁的过程，这反映了传统的韧性与顽强，传统本身的既定性、方便性、实效性以及民众对古老惯例的天然依恋都是它能够持续存在下去的缘由。同时，这一过程隐含着农民对政治、经济、社会与价值变迁的态度与策略，表达着民众的诉求和希望。市场经济和改革开放给当地民众带来振动和忧虑，社会竞争性的加强、贫富差距的悬殊、社区保障的不健全等进一步增添了民众的苦恼和不安。复兴与再造的传统，在一定程度上可视为民间对这些变迁的意见表述。如果不去试图改善农村的落后状况，树立正确的理念，制定适于农村的政策，开展行之有效的工作，提高民众的教育水平，改善他们的医疗条件和人居环境，让农村成为农民安于生活、乐于生活的家园，让他们在自己的土地上过上尊严、放松的生活，那么民众的信仰恐怕是不会进步的，那些寻求安慰的途径也会依然是他们找寻庇佑、规避风险的无力、无奈之举。

现代国家一方面抑制某些传统，另一方面又在利用和改造着某些传统，它采取的是一种软硬兼施、刚柔兼济的策略。而民众接受了现代传统中对其有益的内容，但也并未放弃旧有的习俗。他们在坚守传统——虽然有时需要由明流转为暗涌，并且已不似过去那般虔诚。他们也在调整和重塑传统，这种调整与重塑是特定的社会、政治及文化环境多重因素作用的结果。乡村的医疗卫生事业和农民的求医行为，就像复调音乐，主旋律发出的声音固然响亮，但这并不代表其他旋律寂静无声，随着时间的推移，有时它们可能强些，有时又可能弱一些。可是，它们依然留在那里。

> > > 第二章

医疗卫生实践中的现代传统与中国模式

1949 年以后，中国共产党面对的是一个广袤、贫穷而且分散的农业社会，如何去缓解农村缺医少药、农民疫病缠身的局面？新中国汲取了根据地时期和乡村建设派行之有效的卫生经验，在借鉴苏联卫生事业实践的基础上，走上了一条独特的乡村卫生发展之路，并在其后取得卓越成效。

策略之一就是，使用旧材料来建构一种新形式。具体来说，即是为了新的目的而使用旧的模式，最终用旧材料①建构出一种新形式的"被发明的传统"，或曰"现代传统"②。这一策略体现在我党探索的多个方面，卫生领域的创造是其一。对于新中国成立初期的卫生事业建设来说，现代传统的形成始终是与旧传统的否定扬弃或者改造利用联系在一起的。

农村医疗卫生事业的开展是一个利用和改造旧传统与塑造现代传统相辅相成的过程。一个社会不可能完全破除其传统，而只能在旧传统基础上对其进行创造性的改造。③ 社会的创新应表现为与传统是相容的才能更易于被接受。在卫生事业的开展中，我党对于传统的改造同样较为显著。中国巧妙地躲开了西方现代与现代传统非此即彼的二元对比困

---

① 这里的"旧材料"指代的是乡村社会那些久已存在的地方习惯和实践知识，也是被斯科特冠之为"米提斯"的本土技术知识和民间智慧。斯科特指出，忽视米提斯，常常是导致 20 世纪那些试图改善人类状况的大型项目失败的原因。参见［美］詹姆斯·C. 斯科特：《国家的视角：那些试图改善人类状况的项目是如何失败的》，第 429 页。

② 黄宗智曾著文指出，中国共产党在革命运动及建设时期，面对中西并存的悖论实际的挑战所形成了种种现代传统。例如，在经济领域现代中国所走出的独特的乡村工业化道路、在农村治理中形成的具有民主倾向的群众路线以及在推行新婚姻制度中形成的法律调解与干预夫妻感情的制度，等等。这些是很容易被忽视的既是现代的也是经过一定历史考验的"现代传统"。参见［美］黄宗智：《经验与理论：中国社会、经济与法律的世间历史研究》，2007 年。

③ ［美］E. 希尔斯：《论传统》，译序第 2 页。

境，十分可取地避免了囫囵吞下现代科学主义的错误，从几十年的农村实践经验出发，在如何解决农村医疗问题上成功地走上一条独特的发展之路。

希尔斯在阐述新旧传统时提到，破除一种传统必须同时创建一种更适合时宜和环境的、也更富想象力的新传统；只有在新传统的克里斯玛力量[①]压倒了旧传统的习惯势力之后，旧传统才会逐渐地退出历史舞台，新传统才会赢得人们的广泛支持，才会深入人心。[②] 新中国在卫生事业上的策略是上述论点的极好注脚——我党在接受、利用并改造若干旧传统的基础上，与西方现代医学体系相结合形成了富有中国特色的现代传统：合作医疗与赤脚医生制度、预防重于治疗、重视传统中医药资源、开展群众性卫生运动以及以农村作为卫生工作重点的原则构成了 1949 年以后中国乡村全新的卫生实践活动。它是新政权从自身指导理念及中国实际出发，以农村为重点，整合中国本土资源，借鉴西方医疗体系形成的现代中国模式。这一过程从卫生建设的角度反映了新政权探索现代化建设的中国式道路的努力，它们凸显了我党在长期的革命与建设实践中所一以贯之的理念：实事求是，一切从实践出发、追求社会公正、坚持中西结合以求创新等，代表着现代中国的理念传统。这样的理念传统与实践逻辑相结合，使得中国走上了一条符合中国国情的合适的道路。它不仅为中国赢得了掌声，也深刻地影响了其他国家的医疗改革：改革要致力于发展适合自身的医疗卫生体制，而不是盲目照搬别国制度。

然而，20 世纪 80 年代开始的市场化改革几乎全盘否定了这种传统，中国选择了注重个人保健、偏向城市、主要依赖医疗和高科技、以市场为主导的西方模式。这种医疗模式在中国的几十年实践已经引发诸多诟病：中国的医疗体制在低水平基础上患上了"美国病"[③]。面对卫生领域愈加

---

① 所谓"克里斯玛"（charisma）原指因蒙受神恩而被赋予的天赋，后被引申为具有神圣感召力的领袖人物的非凡体格特质和精神特质，或者一切与日常生活或世俗生活中的事物相对立的被认为是超自然的神圣特质。

② ［美］E. 希尔斯：《论传统》，译序，第 6－7 页。

③ 表现为卫生费用大幅攀升、医疗卫生服务非常不公平、卫生资源利用率低下、人们的健康指标停滞不前甚至恶化。参见国务院发展研究中心：《对中国医疗卫生体制改革的评价与建议调研报告全文》，第 43 页。

严峻的问题与公众的不断责难，中央已经做出了相应的政策调整。国家公共卫生服务项目的不断增加、新型农村合作医疗的开展与不断的制度调整、农村医疗救助、居民最低生活保障制度的推行等，诸多举措显示在对中国过去和当前的卫生实践做出总结、批判的基础上，中国正在努力构建一种全新的、符合社会主义理念和当前实际的医疗卫生体制。

第三章

何处寻医：有关价值理念与
政府职责的探讨

从 20 世纪 20 年代的武装割据、以农村包围城市道路开始，中国共产党一直在试图寻求一条独特的现代化道路，并在其后几十年的实践中形成了一种"中国模式"。这种模式以人民的意志为基准；以民众的需要和每个人全面自由的发展，而不是以利润作为生产的目的和经济增长的目标；它还意味着对资本主义的工业化、城市化和消费主义方式的拒绝。[①] 其中，坚持公平正义的价值理念和致力于全体国民（公）的福利是中国模式也是社会主义传统中最为重要的因素。

第一节　公益与公正：医疗卫生实践
中的社会主义理念

"公"从最初作为一种对君主的称谓，后来演化出公共、公益、国家、公正、公平、公允、国有、平均、合理等含义。"公"与"私"的问题引发了历代人的思考。

有关中国人私·个人的一面，无论是从前，还是在改革不断深入的今天已被强调到极致。林语堂说，中国是一个个人主义的民族，他们系心于各自的家庭而不知有社会。[②] 费孝通认为，中国传统社会是由无数私人关系搭成的差序格局网络，这一网络导致了团体道德（或曰公德心）的缺失。他还指出，传统的道德里如果不另找出一个笼统性的道德观念来，所

---

① 这里，对"中国模式"的理解借鉴了林春的看法。参见林春：《承前启后的中国模式》，《读书》，2006 年第 4 期。

② 林语堂：《吾国与吾民》，陕西师范大学出版社，2002 年，第 157－161 页。

有的价值标准也不能超脱于差序的人伦而存在了。[①] 1949 年以后，以毛泽东为代表的中国现代化的规划者和实践者们，按照现代社会的理念与模式，对传统社会道德秩序进行了有破有立的解构与改造，并在此基础上构建起了一种全新的道德观念、标准与模式，希望全体国民以全新的面貌、全新的态度和全新的思想来共同建设全新的国家。其中，公私教育是我党富有特色的思想改造活动。

自私乃人之本性，但在新中国，人是应该有点精神的，要有先公后私的精神、无私奉献的精神以及为国家、为集体着想的精神。只有在上层建筑中进行不屈不挠的斗争，才能保证人们沿着一条正确道路走向新的无私社会。这种普罗米修斯式的教育在某处程度上就是对道义性[②]、对各行各业职业道德操守的强调。失却了这种道义，中国就有可能变了颜色。

新中国成立的一段时间，上层建筑领域越来越明显的官僚主义习气、精英主义作风和脱离工农群众的现象，是与"大公无私"精神相悖的。因此，要狠批那些忽视农民、仅为城市谋利益的、掌管教育和卫生系统的"城市老爷"。文艺为工农兵服务、知识青年去接受贫下中农再教育、医疗要坚持革命的人道主义、医疗卫生工作的重点放到农村去、城市医务者下乡巡回医疗等，都旨在通过强调职业道德和职业目的让自私自利的失德者回到大公无私的道路上去，让知识分子回到服务工农群众的道路上去。

而对于中共党员，毛泽东更是不厌其烦地强调，全心全意为人民服务是中国共产党的一贯宗旨，共产党人的一切言论行动，必须以广大人民的最大利益为出发点。大公无私是我党坚持的信仰指向，落实大公无私就是要全心全意为人民服务。"公"就是国家利益、集体利益，就是服务最广大人民群众。官不等同于"公"，而是实现"公"的场。共产党员要在道德上成为大公无私的模范，要做"一个毫不利己、专门利人的人，一个高

---

① 费孝通：《乡土中国 生育制度》，第 35－36 页。

② 日本学者佐佐木毅认为"公"的承担者既有"公"的活动，也有"私"的活动，如何平衡？重要的是要"动员道义的感觉"（佐佐木毅称其为"羞耻心"），而不是执著于利益和制裁机制。负有"公"的职务的人，至少必须具备作为团体的道义性，即团队的精神。参见［日］佐佐木毅、［韩］金泰昌主编：《社会科学中的公私问题》，刘荣、钱昕怡译，北京：人民出版社，2009 年，第 158－159 页。

尚的人，一个纯粹的人，一个有道德的人，一个脱离了低级趣味的人，一个有益于人民的人。"① 雷锋、焦裕禄、王进喜、钱学森、陈永贵和覃祥官等，正是在"公"的意识形态下涌现出的各行各业的优秀共产党员代表。

然而，随着市场经济的接受、实行和发展，中国的公私价值观却出现了方向性的改变。许多公共事务、公共管理、公共财政等，呈现出私权的特质。国家投资的公营事业如医院、学校、铁路、福利机构等，成为个别拥有权势者和特殊利益集团谋取私利和剥夺他人、制造不公正的工具，普通民众却出现了看病难、上学难、行路难等现象。按照日本学者加藤宽的看法，在这里，"公"与"私"的关系被变换成"官"与"民"的关系，"公私混同"是问题的症结所在。②

在市场经济主导的今天，医疗体制市场化改革使得社会道德和医患关系发生了逆转。"大公无私"的信条已经被"致富光荣"的观念所取代，"为人民服务"变成了"为人民币服务"。虽然 1985 年改革之初，邓小平就指出，思想文化教育卫生部门，要以社会效益为一切活动的唯一准则，它们所属的企业也要以社会效益为最高准则。但是，今天来看，医疗机构对利益的追求，使得经济效益和利润至上原则取得了压倒性优势，"救死扶伤"的宗旨和革命人道主义传统被丢弃一旁。

不可否认，计划经济时代的公私观的确存在一定局限性，如忽视个人利益，造成了个人行为失去内在驱动力，进而削弱了作为整体的集体的力量。集体力量的削减又反过来导致了个人利益无法得到满足，这种循环递减造成了所谓"公私两无"的尴尬局面，甚至对人权的压制。市场化改革后，对利润、效率和经济增长的追求超过了对福利、公平和社会效益的关注，个人主义和利己主义迅速膨胀，"是非、善恶、美丑界限混淆、见利忘义、损公肥私行为时有发生，不讲信用，欺骗欺诈、以权谋私，腐化堕落现象成为社会公害。而经济生活中的拜金主义、享乐主义，又会带来极

---

① 《毛泽东选集》，第 2 卷，第 660 页；《毛泽东选集》，第 3 卷，第 1096－1097 页。

② ［日］加藤宽：《公私混同亡国论》，转引自［日］佐佐木毅、［韩］金泰昌主编：《社会科学中的公私问题》，第 86 页。

端个人主义的出现，这种极端自私的个人主义对社会的危害极大。"①

对于社会和个人来说，常常是好坏兼有、公私并存，关键在于居于主导地位、作为主流价值观的是哪一部分。对于社会主义中国来说，"公"与"私"的调整与定位必须在以公（或者说公共利益）为主、以公平正义为目的的前提下方可进行。突破了这一前提，就可能走向反面。因此，作为实现"公"的场，政府在激活"私"和维护正当私人利益的同时，还要使"公"在开放的方向上持续地建构和更新。具体来说，政府要为社会提供有效的公共产品和公共服务，要协调好发展理念与公共政策之间的关系，在支配社会资源上，以促进公共利益、维护公平正义为原点②。另外，树立"公"的理念同样重要，公共利益能否实现和维护很大程度上有赖于政府及其党政人员的价值理念。

具体到卫生领域来说，社会主义的中国应力求大多数人在医疗卫生服务享有上的尊重与平等。要达到卫生服务公平性，就要在卫生服务资源的分布、利用及卫生费用筹资方面实现公平③。因此，解决中国的医疗难题，需要政府改变政策导向，树立公平的价值观，对医疗卫生事业进行有效调控与管理，在重建覆盖全体居民的卫生服务体系中发挥更大作用。具体来说，政府至少应在两个方面有所作为：提供公共医疗保健服务、保证卫生筹资公平。在医疗服务的提供上，政府在配置资源时应向贫困人群倾斜，医疗投资重点应该放在广大农村地区。医疗服务应重点关注基层常见病和多发病，保证弱势群体的基本医疗保健需求，实现医疗保健服务的普遍覆盖。这将有利于加强社会弱势群体的自保能力和竞争能力，改善他们在机会利用上的不平等地位。

在民众价值观引导上，针对利己主义、假公济私、道德滑坡等社会问题，强调集体主义和奉献精神使之成为社会的主流价值观，在合理取得个

---

① 中共中央：《公民道德建设实施纲要》，2001年。
② 中国政府提出的建设社会主义和谐社会的目标中，"公平正义"被放在了突出的位置；十七大上确立的"公平、正义、共享"的价值观，强调初次分配和再分配都要处理好效率和公平的关系，再分配要更加注重公平。
③ 应当指出的是，公平只是一种相对的状态，并非所有差别都代表不公平，只有那些可以避免和不应有的差别才被认为是不公平。因此，在卫生领域追求的公平性也是一种相对的公平。

人利益的同时，实现公共利益和个人利益的最大化协调①。政府部门、医院、学校等社会公共服务单位工作人员要重新树立"为人民服务"的思想。在卫生领域，白求恩精神和"防病治病、救死扶伤、实行社会主义医学人道主义，全心全意为人民服务"的医德准则不能只作为口号，而应切实体现在广大医务人员的工作中。医务人员具备职业良心和职业道德，医院不再充当"索命的阎王"，病人才能获得尊严，而不再是"任人宰割的羔羊"。

那么，新中国成立后农村情况如何？

在广大农村地区，1949 年以后，新政权瓦解了传统社会以血缘为基础的家族共同体，建立起了以阶级为基础的新的共同体，以生产队为基础的行政建制，尽管仍多以自然村为单位，但已突破了传统的以家庭和家族为基础的公私范畴。与此同时，乡村也经历了一个价值体系重建、道德观念再造和行为规范更新的过程。新中国突出了"大公无私""先公后私""全心全意为人民服务"的斗私批修教育。同时，对旧的黑暗社会和生活形态的憎恶以及对未来理想社会的向往，唤起了也培育着民众对国家建设、对集体主义、对自我牺牲精神的忠诚的热情和极度的信任。② 韩丁认为，新中国最初 30 年的历史，最引人注意的变化莫过于根除农民的"意识形态、文化、风俗和习惯——以及一切反映和保存此类陋习的机制"的行动。③ 正是在此背景下，乡村陆续开展了农业合作化和集体化运动、大兴农田水利建设、公共卫生、合作医疗、全民扫盲、免费教育等全民活动。正是通过不断提倡"大公无私"的精神，从而平衡掉了一些中国社会中强有力的发自于私的行动逻辑，使得乡村公共物品的供给成为可能。④

20 世纪 80 年代以后，农村非集体化、私有化和市场化过程中显现出

---

① 韩国学者金泰昌提出了"活私开公"的观点——反对"公一元论"和"私一元论"，把处于作为国家的"公"或代表个人利益的"私"当中有关善、福祉、幸福的理念，从极端的、封闭的制度世界里解放出来，通过激活"私"从中开拓出"公"。参见［日］佐佐木毅、［韩］金泰昌主编：《社会科学中的公私问题》，第 266－270 页。

② 李泽厚：《中国思想史论三部曲》，天津社会科学院出版社，2008 年，第 416 页。

③ Hinton William, *Turning Point in China*：*An essay on the Cultural Revolution*. New York：Monthly review press，1972，p.19.

④ 贺雪峰：《公私观念与农民行动的逻辑》，《广东社会科学》，2006 年第 1 期。

"私·个人"性格侧面的极度膨胀和"公·集团"侧面的冷落、萎缩这样一种不平衡状况，其结果是不惟共同致富目标无望，稳定有序的共同管理也出现困难。① 通过合作改善公共环境的鼓舞人心的氛围和先公后私、集体主义的意识形态宣传，曾是开展群众卫生运动的一个重要因素，然而改革后以家庭为核心单位的农民忙于发家致富，对村庄公共事务大多持漠视态度。在人人为"私"的环境中，农村基础设施建设（水利、道路等）破坏严重，社会事务（如教育、医疗、救灾等）、文化建设等公共事务难以开展。公众参与公共事务正是一个社会产生公德的前提，漠视公共事务反过来加剧了个体的道德滑坡。曾经是公共健康领域的社会主义典范的赤脚医生们也对他们的身份感到尴尬，谈及现今经济发展政策，他们公开表示希望变得富有一些，能够过上衣食无忧的生活。在黄树民的调查中，市场经济改革后林村党支部书记的变化也昭示着"一个时代、一个忠诚的共产党员干部和把集体利益置于私利和私欲之上的那种思想的消逝。"②

解决当前农村所面临的徘徊、迷茫和挑战，一方面，既需要增加国家力量对农村的渗透，包括行政、司法和财政支援，也包括国家对农民价值观和信仰观的正确引导。另一方面，需要从农村社会自身传统出发，去发现和培育与先进的制度、组织形式、生产方式相适应的"公·集团"的观念和习惯；积极表彰农村社会中"公·集团"的侧面，用以有效地组织农民、规范农民的行为。③ 近年来，文化科技卫生三下乡、城乡公共卫生服务项目的增加、实施新农合与医疗救助制度、试行养老保险制度、推行免费义务教育、引导村庄进行文化建设和公德教育等活动从多个方面显示了政府力图改善农村困境的努力。

---

① 张思：《近代华北村落共同体的变迁——农耕结合习惯的历史人类学考察》，绪论第 5 页。阎云翔也注意到 20 世纪 80 年代以后，公众生活的退化、社区权利几近真空以及市场经济竞争中日益严重的弱肉强食，导致了个人利己主义的迅速膨胀和无公德个人的形成。参见阎云翔：《私人生活的变革：一个中国村庄里的爱情、家庭与亲密关系：1949—1999》，龚小夏译，上海：上海书店出版社，2006 年，第 21 页。

② 黄树民：《林村的故事：1949 年后的中国农村变革》，序言第 9 页。贺雪峰认为，在农民个人主义权利不断增长的同时，个人义务和责任意识却未同步提高，这种局面的形成是中国在第三世界处境下进行大规模快速赶超型现代化所付出的代价。在现代化的冲击下，传统迅速失落，无公德个人自然成长起来。参见贺雪峰：《私人生活与乡村治理研究》，《读书》，2006 年第 11 期。

③ 张思：《近代华北村落共同体的变迁——农耕结合习惯的历史人类学考察》，绪论第 5-6 页。

第二节　探寻中国特色医疗卫生模式

现行政策偏离中国社会主义的普遍价值理念越远，人们就越希望回归这些社会主义理念。在中国，经济社会上的平等正义原则仍是弱势群体抗议不公的理由。中国在革命和建设中形成的社会主义理念与传统已经成为中国环境和中国特色的一部分，不能轻易丢弃。中国以后如何发展？高默波认为，最有成效的方法是吸收中国已有的东西，包括中国的悠久传统，也包括中国新近的社会主义遗产，中国社会主义的这些理念和实践应加以利用。沿着这些原则我们应该想象一种中国发展的独特模式——现代化无需在管理、生产组织和技术方面完全遵循西方模式。①

回到"何处寻医"这一问题上来。一百年来，无论是致力于国富民安的国家政权，还是情系乡村改造的知识分子，以及承受病痛之苦的普通民众，他们在以各自的方式探寻适合农村发展与农民需要的医疗卫生道路，这种努力从未间断。1949 年以后，年轻的共和国也面临着如此考验——何处寻医？医往何处？对于中国共产党来说，所要寻找的应是一条合乎中共宗旨与社会主义理念，能够惠及大多数人的道路；对于民众来说，这条道路至少应与"他们的尊严、计划、趣味"② 相合，否则便是不成功的。改革开放前的 30 年间中国成功地发展出一个独特的基于公正与公益价值取向的中国模式，为自己赢得了来自世界的掌声。在经历了十几年的市场化偏离后，若干现行政策正显示着中国政府在卫生建设上注重与坚守社会主义理念的努力。

---

① 这些遗产留给我们许多经验教训，计划经济时代的负面教训告诉我们，应该尽量避免暴力，并在暴力爆发前采取措施。正面经验包括：社会经济上的公平正义原则；人民民主；生产管理中的基层参与；廉价的、本土的和基于传统的医疗保健和教育事业等。参见 Mobo Gao. *The Battle for China's Past：Mao and The Cultural Revolution*，London：Pluto Press，2008，pp. 192－201. 类似的观点还可见于林春：中国的本地知识、传统中孕育着许多应对当前问题的有效经验，中国社会应寻求一场承前启后的改革，社会主义理念和价值是中国最大的"软实力"。参见立春：《家国沧桑：改革纪行点滴》，第 239 页。

② ［美］詹姆斯·C. 斯科特：《国家的视角：那些试图改善人类状况的项目是如何失败的》，第 299 页。

　　过去的经验或许能为抵达梦想提供帮助，翻看七十余年来或者更久远的时间里，中国在农村医疗卫生发展道路上所经历的故事和留下的痕迹（有经验，也有教训），对于今日思考和应对"何处寻医"这一难题有所裨益：那些曾经丢弃的，如今或许要重新拾起；那些轻易否定的，现在也许要冷静思考；那些铸成伤害与灾难的，当下仍需全力避免。把不断发展的物质基础与经过实践验证的社会主义理念传统相结合，把国内外探索良性卫生道路的有效经验与中国的社会主义期望相结合，这是中国发展社会主义医疗卫生事业所必需的。沿着这样的方向，我们可以想见不久的将来，中国或许能够再次成功地开辟一条惠及多数民众、适合自身发展的独特道路——沿着这样一条道路，中国才有可能更趋近于社会主义的目标与梦想。

附录

相关采访记录明细

附录一　侯家营采访记录

叶盛榜，2005 - 07 - 30

采访时间：2005 年 7 月 30 日上午；采访地点：侯振春家；采访对象：叶盛榜；采访人：金修连、吴家虎、李屿洪。

侯大义夫妇，2007 - 11 - 21

采访时间：2007 年 11 月 21 日 16：00—17：00；采访地点：侯大义家；采访对象：侯大义夫妇；采访人：张思、何燕。

尹英、叶盛文，2007 - 11 - 21

采访时间：2007 年 11 月 21 日 9：00—12：00；采访地点：尹英、叶盛文家；采访对象：尹英、叶盛文；采访人：张思、李屿洪、何燕。

陈百林，2007 - 11 - 22

采访时间：2007 年 11 月 22 日上午 8：30；采访地点：陈百林家；采访对象：陈百林；采访人：何燕。

侯孟春，2007 - 11 - 22

采访时间：2007 年 11 月 22 日下午；采访地点：侯孟春家；采访对象：侯孟春；采访人：何燕。

侯振春、宋秀玉，2007 - 11 - 22

采访时间：2007 年 11 月 22 日；采访地点：侯振春家；采访对象：侯振春、宋秀玉夫妇；采访人：何燕。

侯振元夫妇，2007 - 11 - 22

采访时间：2007 年 11 月 22 日下午；采访地点：侯振元家；采访对象：侯振元夫妇；采访人：何燕。

王建军、侯大宝，2007 - 11 - 22

采访时间：2007 年 11 月 22 日 14：30—17：30；采访地点：王建军的养猪场办公室；采访对象：王建军、侯大宝；采访人：张思、李屿洪、涂玲。

杨伟海、易秉刚，2007 - 11 - 23

采访时间：2007 年 11 月 23 日下午 4：00；采访地点：杨伟海的办公室；采访对象：杨伟海（泥井镇卫生院院长）、易秉刚（农村合作医疗管理办公室主任）；采访人：何燕。

侯永民、侯振春、刘继先，2007 - 11 - 24

采访时间：2007 年 11 月 24 日上午；采访地点：侯振春家；采访对象：侯振春、刘继先、侯永民；采访人：何燕。

侯振春，2007 - 11 - 24

采访时间：2007 年 11 月 24 日下午 4：00；采访地点：侯振春家；采访对象：侯振春；采访人：何燕。

叶盛榜，2007 - 11 - 24

采访时间：2007 年 11 月 24 日上午；采访地点：叶盛榜家；采访对象：叶盛榜；采访人：何燕。

尹英、叶盛文，2007 - 11 - 24

采访时间：2007 年 11 月 24 日 14：00—15：00；采访地点：尹英家；采访对象：尹英、叶盛文；采访人：李屿洪、何燕。

陈百林、侯淑菊，2008 - 07 - 26

采访时间：2008 年 7 月 26 日上午 8：00—10：30；采访地点：陈百林家；采访对象：陈百林、侯淑菊；采访人：何燕。

侯永昌，2008 - 07 - 26

采访时间：2008 年 7 月 26 日下午 1：30—2：10；采访地点：侯永昌家；采访对象：侯永昌；采访人：邓群刚、何燕。

侯永民，2008 - 07 - 26

采访时间：2008 年 7 月 26 日晚上 8：00—9：00；采访地点：侯永民家；采访对象：侯永民夫妇；采访人：何燕。

侯永深，2008 - 07 - 27

采访时间：2008 年 7 月 27 日下午 2：30；采访地点：侯永深家；采访对象：侯永深；采访人：张思、邓群刚、何江丽、李屿洪。

侯振春，2008－07－26

采访时间：2008 年 7 月 26 日下午 2：10—3：10；采访地点：侯振春家；采访对象：侯振春；采访人：何燕。

田伯文，2008－07－27

采访时间：2008 年 7 月 27 日中午 12：00—13：20；采访地点：田伯文家；采访对象：田伯文及其妻子；采访人：何燕。

叶盛榜，2008－07－27

采访时间：2008 年 7 月 27 日上午 7：00—8：00；采访地点：叶盛榜家；采访对象：叶盛榜；采访人：何燕。

侯大义，2008－07－28

采访时间：2008 年 7 月 28 日上午 8：00；采访地点：侯大义家；采访对象：侯大义；采访人：何江丽、李屿洪、何燕、涂玲、邓群刚。

侯大信，2008－07－29

采访时间：2008 年 7 月 29 日上午 8：00；采访地点：侯大信家；采访对象：侯大信及其妻子；采访人：何江丽、李屿洪。

附录二　沙村采访记录

2010－01－19：女，49 岁；男，66 岁；男，62 岁。

2010－01－29：女，55 岁；女，61 岁。

2010－01－31：女，48 岁；女，37 岁。

2010－02－02：女，66 岁；女，81 岁；女，66 岁；女，47 岁。

2010－02－03：女，47 岁；女，60 岁。

2010－02－12：女，74 岁；男，56 岁；女，67 岁；女，72 岁。

2010－02－15：女，55 岁；男，80 岁；女，51 岁；女，32 岁。

2010－02－16：女，32 岁。

2010－02－17：女，59 岁；男，74 岁。

2010－05－09：观看基督教礼拜活动。

参考文献
REFERENCES

一、中文图书

埃马纽埃尔·勒华拉杜里.2003.蒙塔尤:1294—1324年奥克西坦尼的一个小山村［M］.
　　许明龙,马胜利,译.北京:商务印书馆.

爱德华·希尔斯.1991.论传统［M］.傅铿,吕乐,译.上海:上海人民出版社.

安德烈·马尔罗.2000.反回忆录［M］.钱培鑫,沈国华,译.桂林:漓江出版社.

曹锦清,张乐天,陈中亚.2001.当代浙北乡村的社会文化变迁［M］.上海:上海远东出
　　版社.

曹锦清.2003.黄河边的中国——一个学者对乡村社会的观察与思考［M］.上海:上海文
　　艺出版社.

昌黎县档案馆馆藏史料.

昌黎县地方志编纂委员会.1992.昌黎县志［M］.北京:中国国际广播出版社.

昌黎县政协文史资料委员会.1995.昌黎文史资料选辑［M］..

陈乐平.1997.医俗史［M］.上海:上海文艺出版社.

陈佩华,赵文词,安戈.1996.当代中国农村历沧桑——毛邓体制下的陈村［M］.孙万
　　国,杨敏如,韩建中,译.香港:牛津大学出版社.

陈志潜.1998.中国农村的医学:我的回忆［M］.成都:四川人民出版社.

邸延生.2006.历史的真知:"文革"前夜的毛泽东［M］.北京:新华出版社.

董芳苑.1984.台湾民间宗教信仰［M］.台北:长青文化事业公司.

杜乐勋.2006.中国医疗卫生发展报告［M］.北京:社会科学文献出版社.

杜治政.2000.医学伦理学探新［M］.郑州:河南医科大学出版社.

渡边欣雄.1998.汉族的民俗宗教——社会人类学的研究［M］.周星,译.天津:天津人
　　民出版社.

肥城市档案馆馆藏史料.

肥城县史志编纂委员会.1992.肥城县志［M］.济南:齐鲁书社.

肥城县文史资料研究委员会 . 1989. 肥城文史资料［M］. 内部资料 .

费孝通 . 1998. 乡土中国　生育制度［M］. 北京：北京大学出版社 .

葛延瑛修，孟昭章 . 1929. 重修泰安县志（14 卷）［M］. .

国家统计局 . 1985. 中国统计年鉴－1985［M］. 北京：中国统计出版社 .

国家统计局 . 1986. 中国统计年鉴－1986［M］. 北京：中国统计出版社 .

国家统计局 . 2008. 中国统计年鉴－2008［M］. 北京：中国统计出版社 .

韩敏 . 2007. 回应革命与改革：皖北李村的社会变迁与延续［M］. 南京：江苏人民出版社 .

韩森 . 1999. 变迁之神：南宋时期的民间信仰［M］. 包伟民，译，杭州：浙江人民出版社 .

贺雪峰 . 2003. 新乡土中国：转型期乡村社会调查笔记［M］. 桂林：广西师范大学出版社 .

侯家营文书 .

湖南医学院农村医士手册编辑委员会 . 1969. 农村医生手册［M］. 北京：人民卫生出版社 .

黄树民 . 2002. 林村的故事：1949 年后的中国农村变革［M］. 素兰，纳日碧力戈，译 .
　　北京：生活・读书・新知三联书店 .

黄树则，林士笑 . 1986. 当代中国的卫生事业［M］. 北京：中国社会科学出版社 .

黄永昌 . 1994. 中国卫生国情［M］. 上海：上海医科大学出版社 .

黄宗智 . 2000. 长江三角洲小农家庭与乡村发展［M］. 北京：中华书局 .

黄宗智 . 2007. 经验与理论：中国社会、经济与法律的世间历史研究［M］. 北京：中国人
　　民大学出版社 .

吉尔伯特・罗兹曼 . 2005. 中国的现代化［M］. 国家社会科学基金"比较现代化"课题
　　组，译 . 南京：江苏人民出版社 .

江绍原 . 2003. 民俗与迷信［M］. 北京：北京出版社 .

克劳德・列维—斯特劳斯 . 1989. 结构人类学——巫术・宗教・艺术・神话［M］. 陆晓
　　禾，黄锡光等，译 . 北京：文化艺术出版社 .

克里斯蒂安・乔基姆 . 1991. 中国的宗教精神［M］. 王平，等，译 . 北京：中国华侨出版
　　公司 .

克利福德・格尔茨 . 1999. 文化的解释［M］. 纳日碧力戈，等，译 . 上海：上海人民出
　　版社 .

李景汉 . 1986. 定县社会概况调查［M］. 北京：中国人民大学出版社 .

李亦园 . 2004. 宗教与神话［M］. 桂林：广西师范大学出版社 .

列维—布留尔 . 1981. 原始思维［M］. 丁由，译 . 北京：商务印书馆 .

林毅夫 . 1992. 制度、技术与中国农业发展［M］. 上海：上海人民出版社 .

林语堂 . 2002. 吾国与吾民［M］. 西安：陕西师范大学出版社 .

刘代庚 . 1993. 聊城地区卫生志［M］. 济南：山东科学技术出版社 .

罗纳德·L·约翰斯通.1991.社会中的宗教：一种宗教社会学［M］.尹今黎，张蕾，译.
　　成都：四川人民出版社.

吕继祥.1994.泰山娘娘信仰［M］.北京：学苑出版社.

马林诺夫斯基.1987.文化论［M］.费孝通，等，译.北京：中国民间文艺出版社.

马林诺夫斯基.1987.巫术　科学　宗教　神话［M］.李安宅，译.北京：中国民间文艺
　　出版社.

马社香.2006.前奏：毛泽东1965年重上井冈山［M］.北京：当代中国出版社.

麦克法夸尔，费正清.1998.剑桥中华人民共和国史：中国革命内部的革命：1966—1982
　　年［M］.谢亮生，等，译.北京：中国社会科学出版社.

毛泽东.1991.毛泽东选集［M］.第1-4卷.北京：人民出版社.

米尔恩.1995.人的权利与人的多样性［M］.夏勇，张志铭，译.北京：中国大百科全书
　　出版社.

明恩溥.1998.中国乡村生活［M］.午晴，廖军，译.北京：时事出版社.

莫里斯·迈斯纳.2005.马克思主义、毛泽东主义与乌托邦主义［M］.张宁，陈铭康，
　　译.北京：中国人民大学出版社.

彭瑞聪，高良文.1988.中国卫生事业管理学［M］.长春：吉林科学技术出版社.

彭瑞聪.1992.中国改革全书（1978—1991）·医疗卫生体制卷［M］.大连：大连出版社.

钱信忠.1992.中国卫生事业发展与决策［M］.北京：中国医药科技出版社.

邱国珍.2005.中国民俗通志·医药志［M］.济南：山东教育出版社.

山东省卫生史志编纂委员会.1992.山东省卫生志［M］.济南：山东人民出版社.

世界卫生组织.2000.2000年世界卫生报告，北京：人民卫生出版社.

世界银行.1993.1993年世界发展报告：投资于健康［M］.北京：中国财政经济出版社.

世界银行.1994.中国：卫生模式转变中的长远问题与对策［M］.北京：中国财政经济出
　　版社.

宋士云.2006.中国农村社会保障制度结构与变迁（1949—2002）［M］.北京：人民出
　　版社.

孙隆椿.1998.毛泽东卫生思想研究论丛（上、下册）［M］.北京：人民卫生出版社.

王铭铭，王斯福.1997.乡土社会的秩序、公正与权威［M］.北京：中国政法大学出
　　版社.

王铭铭.1997.村落视野的文化与权力——闽台三村五论［M］.北京：生活·读书·新知
　　三联书店.

王铭铭.1997.社区的历程——溪村汉人家族的个案研究［M］.天津：天津人民出版社.

王铭铭.2005.社会人类学与中国研究［M］.桂林：广西师范大学出版社.

王章伟．2005．在国家与社会之间：宋代巫觋信仰研究［M］．香港：中华书局有限公司．

威廉·科克汉姆．2000．医学社会学［M］．杨辉，等，译．北京：华夏出版社．

卫生部基层卫生与妇幼保健司．2001．农村卫生文件汇编（1951—2000）［M］．内部资料．

温锐．2004．毛泽东视野中的中国农民问题［M］．南昌：江西人民出版社．

吴相湘．2001．晏阳初传：为全球乡村改造奋斗七十余年［M］．长沙：岳麓书社．

吴毅．2002．村治变迁中的权威与秩序：20世纪川东双村的表达［M］．北京：中国社会
    科学出版社．

吴忠民．2004．社会公正论［M］．济南：山东人民出版社．

阎云翔．2006．私人生活的变革：一个中国村庄里的爱情、家庭与亲密关系：1949—1999
    ［M］．龚小夏，译．上海：上海书店出版社．

杨翎．2002．台湾的民俗医疗——汉人信仰篇［M］．台湾：自然科学博物馆．

杨念群．2006．再造“病人”——中西医冲突下的空间政治（1832—1985）［M］．北京：
    中国人民大学出版社．

杨庆堃．2007．中国社会中的宗教：宗教的现代社会功能与其历史因素之研究［M］．范丽
    珠，等，译．上海：上海人民出版社．

叶春生．2004．典藏民俗学丛书［M］．中卷．哈尔滨：黑龙江人民出版社．

叶涛．2009．泰山香社研究［M］．上海：上海古籍出版社．

余新忠．2003．清代江南的瘟疫与社会——一项医疗社会史的研究［M］．北京：中国人民
    大学出版社．

约翰·罗尔斯．1988．正义论［M］．何怀宏，何包钢，等，译．北京：中国社会科学出
    版社．

约翰·罗默．1997．社会主义的未来［M］．余文烈，等，译．重庆：重庆出版社．

詹姆斯·C. 斯科特．2001．农民的道义经济学：东南亚的反叛与生存［M］．程立显，等，
    译．南京：译林出版社．

詹姆斯·C. 斯科特．2004．国家的视角：那些试图改善人类状况的项目是如何失败的
    ［M］．王晓毅，译．北京：社会科学文献出版社．

张大庆．2006．中国近代疾病社会史（1912—1937）［M］．济南：山东教育出版社．

张开宁，等．2002．从赤脚医生到乡村医生［M］．昆明：云南人民出版社．

张乐天．2005．告别理想——人民公社制度研究［M］．上海：上海人民出版社．

张思．2005．近代华北村落共同体的变迁——农耕结合习惯的历史人类学考察［M］．北
    京：商务印书馆．

张珣．1994．疾病与文化：台湾民间医疗人类学研究论集［M］．台北：稻香出版社．

张怡民．1999．中国卫生五十年历程［M］．北京：中医古籍出版社．

赵世瑜.2017.狂欢与日常——明清以来的庙会与民间社会［M］.北京：生活·读书·新知三联书店.

赵之兴.1991.泰安卫生志［M］.济南：山东科学技术出版社.

郑大华.2000.民国乡村建设运动［M］.北京：社会科学文献出版社.

郑土有.2005.中国民俗通志·信仰志［M］.济南：山东教育出版社.

中共中央文献编辑委员会.1986.毛泽东著作选读［M］.北京：人民出版社.

中共中央文献研究室.1992.共和国成立以来毛泽东文稿［M］.第6-7册.北京：中央文献出版社.

中共中央文献研究室.1994.共和国成立以来重要文献选编［M］.第10册.北京：中央文献出版社.

中共中央文献研究室.1996.毛泽东文集［M］.第3卷.北京：人民出版社.

中共中央文献研究室.1998.共和国成立以来毛泽东文稿［M］.第12册.北京：中央文献出版社.

中共中央文献研究室.1999.毛泽东文集［M］.第7卷.北京：人民出版社.

中国农村惯行调查刊行会.1981.中国农村惯行调查［M］.卷5.东京：岩波书店.

中华人民共和国卫生部.2008.中国卫生统计年鉴－2008［M］.北京：中国协和医科大学出版社.

中华人民共和国卫生部.2009.中国卫生统计年鉴－2009［M］.北京：中国协和医科大学出版社.

庄孔韶.2000.银翅：中国的地方社会与文化变迁［M］.北京：生活·读书·新知三联书店.

佐佐木毅，金泰昌.2009.社会科学中的公私问题［M］.刘荣，钱昕怡，译.北京：人民出版社.

二、中文论文

阿玛蒂·森.2006.人类发展与健康［J］.二十一世纪（香港）（98）.

曹普.2006.改革开放前中国农村合作医疗制度［J］.中共党史资料（3）.

龚纯.1986.陕甘宁边区的保健药社和卫生合作社［J］.陕西卫生志（4）.

龚群，王群会.2009.中国医疗改革：道德与正义的考量［J］.吉首大学学报（社会科学版）（2）.

郭于华.2008.倾听无声者的声音［J］.读书（6）.

国务院发展研究中心课题组.2005.对中国医疗卫生体制改革的评价与建议［J］.中国发展评论（增刊第1期）.

韩俊，罗丹，等.2005.当前农村医疗卫生服务状况调查与分析［J］.改革（2）.

郝先中 . 2008. 传统与现代性：近代中西医论证的文化表征［J］. 皖西学院学报（1）.

何燕 . 2009. 集体化时代乡村医疗卫生事业探析——以河北省昌黎县侯家营村为例［J］. 中国农业大学学报（社会科学版）（4）.

贺雪峰 . 2006. 私人生活与乡村治理研究［J］. 读书（11）.

贺雪峰 . 2006. 公私观念与农民行动的逻辑［J］. 广东社会科学（1）.

胡宜 . 2007. 疾病、政治与国家建设［J］. 华中师范大学 .

胡振栋，陈素芳 . 2003. "农村合作医疗"第一人［J］. 首都医药（3）.

胡振栋，覃世清 . 2005. "中国合作医疗之父"的昨天与今天［J］. 党史纵览（1）.

黄宗智 . 2006. 悖论社会与现代传统［J］. 读书（2）.

蒋铁生 . 2006. 泰山石敢当习俗的流变及时代意蕴［J］. 泰山学院学报（2）.

李德成 . 2007. 合作医疗与赤脚医生研究（1955—1983）［D］. 杭州：浙江大学 .

李平晔 . 1992. 对基督教在中国发展中几个问题的思考［J］. 当代宗教研究（2）.

李淑慧 . 1999. 神坛住在我家隔壁?! ——谈都市神坛现象［D］. 台湾：台湾大学新闻研究所 .

李智 . 2008. 湖北武当地区的"叫魂"习俗——一项医疗民俗的民族志研究［D］. 北京：北京师范大学 .

林春 . 2006. 承前启后的中国模式［J］. 读书（4）.

林伟文 . 2006. 台湾惊恐症及其求医行为的社会文化因素研究［D］. 广州中医药大学 .

刘纪荣，王先明 . 2005. 二十世纪前期农村合作医疗制度的历史变迁［J］. 浙江社会科学（2）.

刘纪荣 . 2008. 再论民国时期农村合作医疗制度的萌芽诞生及其演进——兼与李华等学界同仁商榷［J］. 浙江社会科学（7）.

龙开义 . 2007. 壮族的民间信仰与民俗医疗［J］. 青海民族研究（2）.

欧阳竞 . 1984. 回忆陕甘宁边区的卫生工作（上）［J］. 医院管理（1）.

欧阳竞 . 1984. 回忆陕甘宁边区的卫生工作（下）［J］. 医院管理（2）.

秦晖 . 2005. 从医改的失败看公共服务部门的危机［J］. 中国社会导刊（21）.

史永丽，孙淑云 . 2006. 农村合作医疗制度的起源及其法律性质分析［J］. 山西大学学报（哲学社会科学版）（4）.

司呈泉 . 2008. 余云岫与"废止中医案"［J］. 中医文献杂志（1）.

宋和 . 1978. 土著医疗人员：童乩是否可以成功地医治他的病人［D］. 台湾：台湾大学考古人类学研究所 .

汪时东，叶宜德 . 2004. 农村合作医疗制度的回顾与发展研究［J］. 中国初级卫生保健（4）.

王绍光.2005.巨人的瘸腿：从城镇医疗不平等谈起 [J]. 读书（11）.

王绍光.2005.政策导向：汲取能力与卫生公平 [J]. 中国社会科学（6）.

王绍光.2009.坚守方向、探索道路：中国社会主义实践60年 [J]. 中国社会科学（5）.

吴家虎.2006.侯家营：一个华北村落的人口与社会变迁，1900—2005 [D]. 天津：南开大学.

夏杏珍.2003.农村合作医疗制度的历史考察 [J]. 当代中国史研究（5）。

萧延中.1989.在传统与现代化的交叉点上 [J]. 党的文献（5）。

徐畅.2004.1929—1949年国共两党农村合作比较研究 [J]. 社会科学辑刊（6）。

游和平.2007.毛泽东对中医药情有独钟 [J]. 党史博览（11）.

张璐.2009.泰山红门宫民间信仰的调查与研究 [D]. 济南：山东大学.

张思.2008.国家渗透与乡村过滤：昌黎县侯家营文书所见 [J]. 中国农业大学学报（社会科学版）（1）.

张自宽.1991.在医疗卫生领域如何对待市场经济问题 [J]. 中华医院管理（3）.

张自宽.1992.对合作医疗早期历史情况的回顾 [J]. 中国卫生经济（6）.

张自宽.2006."六·二六指示"相关历史情况的回顾与评价 [J]. 中国农村卫生事业管理（9）.

郑志明.2006.生命礼仪的文化治疗功能 [J]. 宗教与民俗医疗学报（4）.

朱玲.2000.政府与农村基本医疗保健制度选择 [J]. 中国社会科学（4）.

三、英文文献

Hinton William. 1972. Turning Point in China：An essay on the Cultural Revolution [M]. New York：Monthly review press.

John Gittings，2006. The Changing Face of China From Mao to Market [M]. New York：Oxford University Press.

Judith Farquhar. 1996. Market Magic：Getting Rich and Getting Personal in Medicine after Mao [J]. American Ethnologist，23（2）.

Lin Chun. 2006. The Transformation of Chinese Socialism [M]. Durham：Duke University Press.

Margaret Stanley. 1972. China：Then and Now [J]. the American Journal of Nursing，72（12）.

Mobo Gao. 2008. The Battle for China's Past：Mao and the Cultural Revolution [M]. Pluto Press，London·Ann Arbor，MI.

图书在版编目（CIP）数据

中国乡村医疗卫生制度变迁与演进逻辑／何燕著
. —北京：中国农业出版社，2023.6
ISBN 978-7-109-30832-9

Ⅰ.①中… Ⅱ.①何… Ⅲ.①乡村－医疗保健制度－
研究－中国 Ⅳ.①R199.2

中国国家版本馆 CIP 数据核字（2023）第 118771 号

中国农业出版社出版
地址：北京市朝阳区麦子店街 18 号楼
邮编：100125
责任编辑：赵 刚
版式设计：王 晨 责任校对：刘丽香
印刷：北京中兴印刷有限公司
版次：2023 年 6 月第 1 版
印次：2023 年 6 月北京第 1 次印刷
发行：新华书店北京发行所
开本：720mm×960mm 1/16
印张：11.75
字数：180 千字
定价：68.00 元